聖路加式・屋根瓦教育の結晶！

『デキレジ』シリーズ，ここに完結！

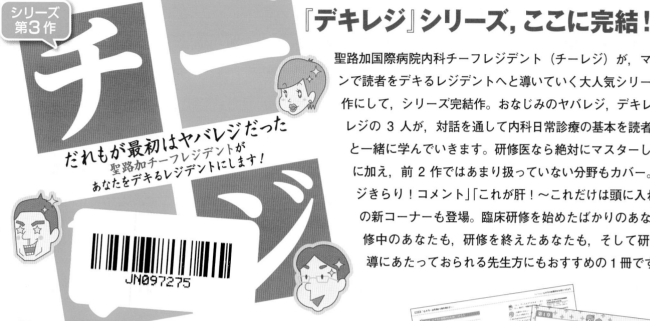

だれもが最初はヤバレジだった
聖路加チーフレジデントが
あなたをデキるレジデントにします！

聖路加国際病院内科チーフレジデント（チーレジ）が，マンツーマンで読者をデキるレジデントへと導いていく大人気シリーズの第3作にして，シリーズ完結作。おなじみのヤバレジ，デキレジ，チーレジの3人が，対話を通して内科日常診療の基本を読者の皆さんと一緒に学んでいきます。研修医なら絶対にマスターしたい分野に加え，前2作ではあまり扱っていない分野もカバー。「チーレジきらり！コメント」「これが肝！〜これだけは頭に入れよう〜」の新コーナーも登場。臨床研修を始めたばかりのあなたも，研修中のあなたも，研修を終えたあなたも，そして研修医の指導にあたっておられる先生方にもおすすめの1冊です。

本書の特徴

◎ チーレジ，デキレジ，ヤバレジの親しみやすく個性豊かなキャラクターによる会話形式。

◎ 研修医が遭遇することの多い疾患・病態に加え，前2作では扱っていない分野もカバー。

◎ 3ステップに沿った症例ベースの解説で，日常臨床へのヒントがぎっしり。

◎ 各項目のポイントは「エッセンス」と「これが肝！」ですっきりわかる。

◎ もうすぐ研修医という学生さん，臨床研修中の研修医や内科専門研修医，指導医の先生にオススメ。

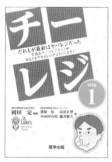

| Step 1

編集／岡田　定
（聖路加国際病院 血液内科部長）

著／猪原　拓・小山田亮祐
山添正博・藤井健夫
（聖路加国際病院 内科チーフレジデント）

A5判／224頁／本文2色刷／
定価 3,960 円（本体 3,600 円＋税 10％）／ISBN978-4-287-11119-2

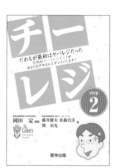

| Step 2

編集／岡田　定
（聖路加国際病院 血液内科部長）

著／藤井健夫・佐藤真洋
関　治先
（聖路加国際病院 内科チーフレジデント）

A5判／224頁／本文2色刷／
定価 3,960 円（本体 3,600 円＋税 10％）／ISBN978-4-287-11120-8

www.igaku.co.jp

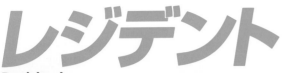

Resident #138 Vol.16 No.1

特 集

#138

CONTENTS
目 次

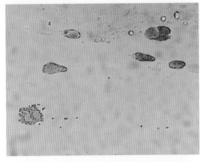
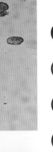
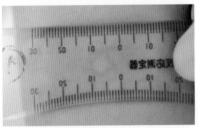
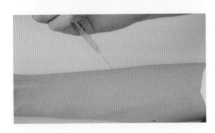

❹ 日常臨床に役立つ
アレルギー疾患の診断と治療

企画編集●多賀谷悦子

Information

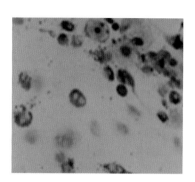

表紙イラスト／齋藤州一（sososo graphics）

特 集

日常臨床に役立つ
アレルギー疾患の
診断と治療

企画編集● 多賀谷悦子（東京女子医科大学 内科学講座 呼吸器内科学分野 教授・基幹分野長）

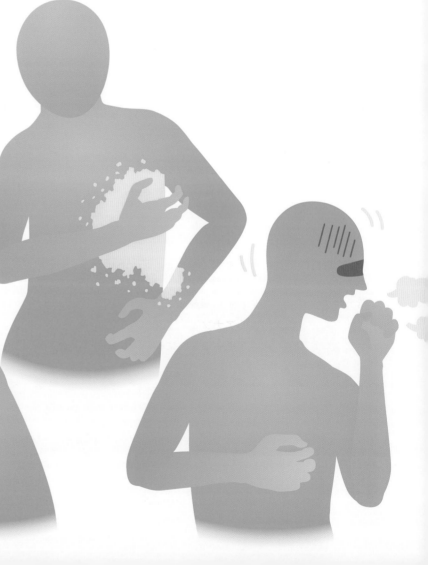

特集にあたって　　　　　　　多賀谷悦子

　アレルギー疾患の患者数は急速に増加しており，全人口の約2人に1人がなんらかのアレルギー疾患に罹患しているといわれている．アレルギーは就学や就労への障害，また生命の危険を脅かすショック症状を引き起こすことから，社会的問題にもなっており，医療関係者のみならず，国民の関心は高まる一方である．

　アレルギー疾患は多岐にわたるため，内科，小児科，皮膚科，耳鼻咽喉科，眼科の各分野が連携して診療に当たることになるが，1人の患者を包括的に診療することが重要である．どの科においても，アレルギーに関する問診，幼少期からのアレルギー疾患，病状を把握することが必須である．アレルギーで苦しんでいる患者や家族は，日常生活にも支障をきたし，エビデンスのない民間療法に飛びつき，病状が悪化することがしばしば起こっている．そういう状況で，医療人として，学生や研修医の皆さんが，正しい，そして最新の知識を習得し，適切な対応を身につけてほしい．

　今回，アレルギー診療の基本であるアレルゲン検査について，そして，通常診療でよく遭遇する，花粉症，通年性アレルギー性鼻炎，アトピー性皮膚炎，食物アレルギー，気管支喘息（小児・成人）や鎮痛剤によるNSAIDs過敏喘息，死亡に至ることがあるアナフィラキシーや，最近，話題になっている口腔アレルギー症候群について，スペシャリストの先生がわかりやすく解説している．

　アレルギーの分野は飛躍的に進歩している．アレルギーの診断に最も重要なIgE抗体は，1966年に石坂公成，照子夫妻により発見され，世界中で測定されている．アレルギーの分野では日本人がたくさん活躍しており，トランスレーショナルリサーチが行われ，分子標的薬が開発され，疾患の予後が改善している．基本病態が解明され，20〜30年

で治療も変化している．以前の常識が非常識になり，各疾患のガイドラインが次々にバージョンアップされ，喘息では小児の死亡率は0となり，成人でも，この15年で3分の1に減少している．

　2014年6月にアレルギー疾患対策基本法が制定された．気管支喘息，アトピー性皮膚炎，アレルギー性鼻炎，アレルギー性結膜炎，花粉症，食物アレルギーなどのアレルギー疾患の患者が多数存在しており，生活環境でのさまざまな要因で発生，重症化するために，国としてもアレルギー疾患に取り組んでいる．アレルギーの分野に関する知識，需要は高まるばかりでなく，出産，子育てを経験する女性のみならず若手の医師には，いかにアレルギーを予防していくか，また適切な対応や治療を知ることは有用である．また，この特集を読んで，アレルギーの疫学研究・基礎研究・臨床研究に興味を持ち，皆さんの進む道に，新たな展開をきたすかもしれない．

　アレルギーは，私たちの生活のなかで最も身近に起こる現象であり，生活の質が著しく損なわれることで，生活に多大な影響を及ぼす可能性もある．この特集では最低限の知識，最新の知見，そして実践に役立つ内容を記載した．

Profile

多賀谷悦子（たがや えつこ）
東京女子医科大学 内科学講座 呼吸器内科学分野 教授・基幹分野長
1988年 東京女子医科大学 医学部 卒業．同年 同 第一内科に入局．大学病院および関連施設にて，内科，呼吸器内科，アレルギーの研修．1997年 学位取得．2012年 東京女子医科大学 第一内科 講師，2014年 同 准教授，2018年 東京女子医科大学 呼吸器内科学講座 教授・講座主任を経て，2021年より現職．
研究テーマはアレルギー，気道平滑筋の制御機構，肺循環．

1

アレルゲン検査

伊藤　潤

順天堂大学 医学部 呼吸器内科学講座 准教授
国立病院機構 相模原病院 特別研究員

Point ① 各アレルゲン検査の長所と短所を説明できる.

Point ② 特異的 IgE 検査の評価ができる.

Point ③ アレルゲンコンポーネントとはなにか説明できる.

Point ④ アレルゲンコンポーネントを用いた検査の選択ができる.

はじめに

　原因アレルゲンへの持続的な曝露により引き起こされる疾患が, アレルギー疾患である. アレルギー診療で最も重視されるべきポイントは, 原因アレルゲンの検索・同定とその回避指導, 適切な治療である. アレルゲンの検索・同定においてはまず, 問診情報による推測が重要である. 気道アレルギーでは住居, 寝室の状況や清掃時などの症状誘発の有無, ペットの飼育状況, 真菌類への曝露環境の有無などについて聴取する. 食物アレルギーでは特定の食物摂取と症状との関係, 関連花粉症の有無や, 運動や薬物摂取などによる症状増悪の有無, 職業との関連性などといった情報が重要である. 問診情報によって原因をある程度絞り込んだ次の段階でアレルゲン同定を目的とした検査を行う.

　本章ではアレルゲンの同定に用いられる検査について記載する.

1. アレルゲン検査法の種類

　I型アレルギーにおける原因アレルゲン同定検査としては, 代表的なものはプリックテスト, スクラッチテスト, 皮内テスト, 血中アレルゲン特異的IgE抗体検査, 好塩基球活性化試験 (basophil activation test ; BAT) などがある. 本邦では数十年前から血中アレルゲン特異的IgE抗体検査が診療において主要な役割を果たしてきたが, 国際的にはプリックテストがI型アレルギー検査のスタンダードである. BATは本邦において現時点では保険収載されていない. I型以外のアレルゲン検査としてはパッチテストや血中アレルゲン特異的IgG抗体検査がある. いずれの方法も長所と短所があるため, 目的に応じて最適な検査方法を選択する.

プリックテスト, スクラッチテスト, 皮内テスト

　皮膚テストは迅速性 (15 〜 20分で結果が得られる), 経済性, 感度の高さが長所として挙げられる. また, 市販され

表1 各アレルゲン検査の長所と短所

	プリックテスト スクラッチテスト 皮内反応	血中特異的IgE	好塩基球活性化試験	パッチテスト	血中特異的IgG
経済性	◎	○	△	○	△
迅速性	◎	○	△	△	△
臨床的意義	◎	△	○	◎	食物×，吸入○
結果の国際比較	△	◎	△	○	○
再現性	△	◎	◎	○	◎
皮膚疾患による影響	あり	なし	なし	あり	なし
内服薬による影響	あり	なし	なし	あり	なし
安全性	△	◎	◎	△	◎
未知のアレルゲン検査	可能	困難	可能	可能	困難

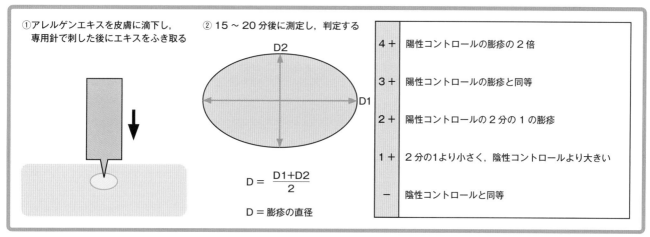

図1 プリックテストのやり方と判定方法

ていないアレルゲンに関してもprick-to-prick test（prick-by-prick test）や皮内テストで評価ができるという利点もある．皮膚テストはマスト細胞上に結合したIgE抗体がアレルゲンによって架橋され，ヒスタミンが遊離した結果生じる膨疹や紅斑を見ているため，実際のアレルギー反応をより正確に捉えられる可能性が高いと考えられており，多くのアレルゲン項目に関して血液検査よりも皮膚テストのほうが真のアレルギー診断に対して診断感度，特異度が高い．皮膚テストが適切に行われれば，アナフィラキシーなどの全身反応の誘発率は高くない．しかし，コントロール不良の喘息患者，ごく少量のアレルゲン曝露でアナフィラキシーなどの重篤反応をきたした病歴を有する患者，アドレナリンをはじめとするアナフィラキシー治療にリスクを伴うような疾患を合併している患者では血液検査を優先すべきである．短所としてヒスタミンH_1受容体拮抗薬内服中の患者では偽陰性となること，アレルゲンエキスの標準化が行われていないアレルゲンが多

く，再現性や定量性が高くないこと，不溶性の蛋白が原因のアレルゲンの場合は溶出の問題で感度が低くなること，活動性の皮膚疾患がある場合には検査を行いにくいことなどが挙げられる（表1）．

各皮膚テストの検査と判定

　プリックテストはバイファケイテッドニードルやSmartPractice®プリックランセットといったプリックテスト専用針と検査したいアレルゲン，陽性コントロール（ヒスタミン二塩酸塩10 mg/mL），陰性コントロール（生理食塩水）を用いて行う．検査に用いる液体を1滴皮膚に滴下し，専用針でプリック（突き刺し）して15〜20分後に膨疹の大きさをmm単位で図1のように測定し，膨疹径が3 mm以上もしくは陽性コントロールの膨疹の半分以上を陽性と判断する．

　スクラッチテストの場合は液体を滴下した後にスクラッチ（引っ掻き）して膨疹または紅斑径が陰影コントロール

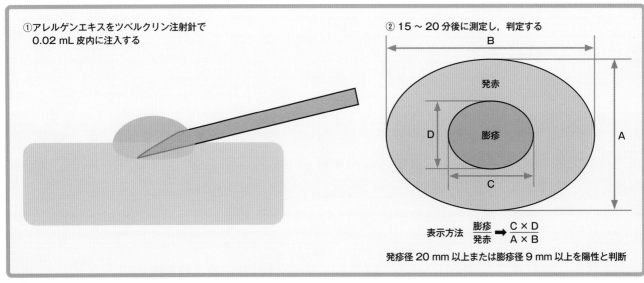

図2 皮内テストのやり方と判断方法

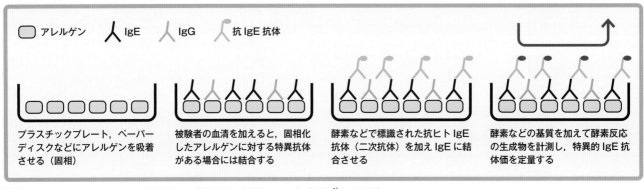

図3 血中アレルゲン特異的IgE抗体検査の測定原理（固相ELISA）（文献[1]より改変）

の2倍以上，または紅斑10 mm以上もしくは膨疹5 mm以上を陽性とする．

　皮内テストはプリックテスト陰性例における原因アレルゲンの検索に用いられ，皮内エキスあるいは対照液をツベルクリン針にとり，0.02 mLを前腕屈側に皮内注射をし，15～20分後に判定する．図2のように測定し，発疹径20 mm以上または膨疹径9 mm以上を陽性と判断する．検査の詳細については日本アレルギー学会の『皮膚テストの手引き』を参照されたい[1]．

血中アレルゲン特異的IgE抗体検査

　一般的に行われるIgE抗体の検査は免疫測定法（immunoassay）で計測される．免疫測定法とは「アレルゲン」と「アレルゲン特異的抗体」との結合に基づく測定系のこ

とを示している．最も一般的な測定方法は固相免疫測定法である．この方法はアレルゲン蛋白質を"allergosorbent"と称されるアレルゲン吸着物質（プラスチックプレート，ペーパーディスク，ビーズなど）に結合させて，それと結合した血液中の特異的IgE抗体の量を測定する（図3）．

　どの吸着物質を使用するのかによって検査の性能が左右される．これらの測定方法による特異的IgE抗体価は同じアレルゲンに対する検査であっても，互いに一致しないことに留意する必要がある（詳細については「2. 血液検査〔血中アレルゲン特異的IgE抗体検査〕の測定と評価」の項にて後述する）．

　特異的IgE抗体検査は皮膚テストや食事負荷テストと異なり，簡便かつ安全であることが一番の長所であり，本邦においては日常診療で最も一般的に行われている．しかし，血中アレルゲン特異的IgE抗体検査は，原因アレルゲンに反応する特異的IgE抗体の存在を証明することができ

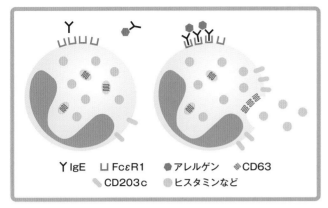

　Y IgE　⊔ FcεR1　⬢ アレルゲン　◆ CD63
　　🖊 CD203c　　ヒスタミンなど

図4 好塩基球が活性化した際の反応

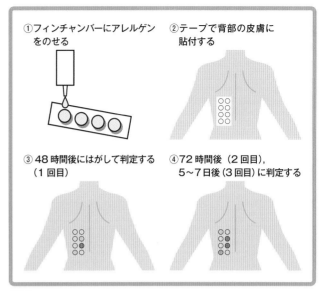

① フィンチャンバーにアレルゲン
　をのせる
② テープで背部の皮膚に
　貼付する
③ 48時間後にはがして判定する
　（1回目）
④ 72時間後（2回目），
　5～7日後（3回目）に判定する

図5 パッチテストのやり方

ても，実際に組織中のマスト細胞や末梢血中の好塩基球に
そのIgE抗体が結合し，原因アレルゲンによって架橋され
ることでこれらの細胞が活性化することを証明することが
できない．つまり，特異的IgE抗体の結果と原因アレルゲ
ンによる誘発症状は必ずしも一致していない．このため，
特異的IgE抗体検査陽性の場合は誘発症状あり，特異的
IgE抗体検査陰性の場合は誘発症状なしといった具合に単
純に判断してはいけない．検査結果と症状が合致しない場
合は他の検査と組み合わせて解釈する必要がある（表1）.
測定結果の評価の詳細については後述する．

BAT

　好塩基球の表面にFcεR1を介して結合しているIgE抗体
が当該アレルゲンで架橋されると，その刺激でCD203cの
発現が増強し，脱顆粒を起こすとCD63を含む細胞質顆粒
が細胞膜と融合するためCD63の発現が増強する[2]（図4）.
　CD203cやCD63といった好塩基球の活性化マーカーを
用いてフローサイトメトリーで活性化レベルを定量する検
査方法をBATと呼ぶ．BATは感作のみならず細胞自体の
反応性も評価するため，血中アレルゲン特異的IgE抗体検
査よりも生体反応に近い検査方法であることが長所として
挙げられる．また，全血から高純度に好塩基球を分離した
後にアレルゲンと反応させて遊離したヒスタミン量を定量
するヒスタミン遊離試験（histamine release test；HRT）
というアレルゲン同定検査もある．ただし，いずれの検査
も本邦では現時点で保険収載されておらず，検査費用が高
額になる点，生きた細胞を用いるため採血後すみやかに検

査機関に郵送する必要がある点，陽性と判断する明確な基
準が確立されていない点が短所として挙げられる（表1）.

パッチテスト

　パッチテストは遅発型アレルギーの原因アレルゲンを確
定する際に有用な検査である．原因と思われる製品や化学
物質を皮膚に貼付あるいは塗布し，その部位の皮膚所見
の有無で判断する（図5）．通常は48時間閉鎖貼付するが，
反応誘発に紫外線が関与している場合は光パッチテスト，
刺激物質の場合はオープンテストやセミオープンテスト
を行う．貼付物を除去した時点である48時間後（1回目），
72あるいは96時間後（2回目），1週間後（3回目）に図6
の判定基準[1]を基に判定を行う．前述のプリックテスト，
スクラッチテスト，皮内テストと同様に未知のアレルゲン
に対しても検査可能であるが，安易に貼付すると強い刺激
反応を起こすような化学薬品などでは皮膚潰瘍を形成する
場合がある．また，すべての年齢層で試行できるが，妊娠・
授乳中の女性は原則として行わず，ステロイドをプレドニ
ゾロン換算で20 mg以上内服している患者も実施しないこ
とが推奨されている．前述の皮膚テストと同様に，活動性
の皮膚疾患がある場合には検査を行いにくいという短所も
ある（表1）．検査の詳細については日本アレルギー学会
の『皮膚テストの手引き』を参照されたい[1].

判定基準〔ICDRG（The International Contact Dermatitis Research Group）基準〕
ICDRG基準では，＋以上を陽性と判断する．

スコア	説明
－	陰性反応
？＋	浸潤を伴わない紅斑，あるいは貼付部位全体に及ばない浸潤を伴う紅斑
＋	貼付部位全体に浸潤を伴う紅斑
＋＋	貼付部位全体に浸潤を伴う紅斑，かつ一部に癒合しない小水疱
＋＋＋	小水疱の融合または大水疱，びらん，反応部位には浸潤を伴う紅斑を認める
IR	刺激反応
NT	施行せず

陽性反応

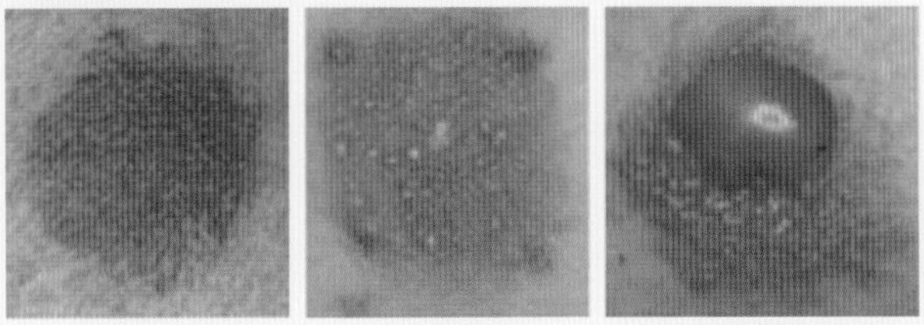

刺激反応

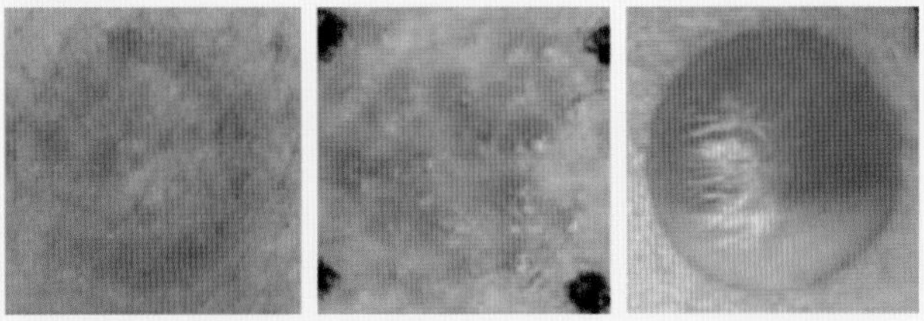

＋　　　＋＋　　　＋＋＋

刺激が加わりやすい辺縁に強い反応がみられる　　毛孔に一致した丘疹がみられる　　紅斑，浸潤を伴わない大水疱を形成する

図6 パッチテストの判定基準（文献[1]より引用）

血中アレルゲン特異的IgG抗体検査

IgEの測定と同様にIgG抗体の検査は図3の工程において二次抗体を抗ヒトIgG抗体に変えた免疫測定法で計測される．食物抗原特異的IgG抗体は食物アレルギーがない健常な人でも存在する抗体であり，食物アレルギーの確定診断として負荷試験と一致しないことから保険適用になっていない．この検査を根拠として食物除去を指導すると，健康被害を招くおそれがあるとして米国，欧州，日本のアレルギー学会，日本小児アレルギー学会ではこの検査の有用性を公式に否定している．一方，過敏性肺炎の原因となる吸入アレルゲン同定のための鳥や真菌などのアレルゲンに対する特異的IgG抗体測定は有用である．鳥関連過敏性肺炎の急性発症群および鳥関連過敏性肺炎以外の間質性肺疾患を対照とした場合，臨床的感度・臨床的特異度が高く，潜在性発症型の慢性鳥関連過敏性肺炎と対照の比較でも臨床的特異度が高いことが報告された[3]．検査有用性を示す報告が複数出たことによって，抗トリコスポロン・アサヒ抗体に次いで，2021年から本邦では鳥抗原に対する特異的IgG検査が保険適用となった．

2. 血液検査（血中アレルゲン特異的IgE抗体検査）の測定と評価

現時点の本邦において200種類以上のアレルゲンに特異的IgE抗体の測定が可能である．検査法には，同時に13項目までが保険点数の枠内で測定できるイムノキャップ®法やアラスタット3gAllergyなどの定量検査と一度に多抗原が測定できるMAST IVやView39などの半定量検査がある．アレルギーを専門としない医師のなかでは多抗原を一度に測定できる半定量法の汎用性が高いと考えられているが，測定精度は定量法と比較して低いため，スクリーニング検査として位置づけられ，診断や臨床経過の評価に用いることは推奨されていない．検査結果はクラス0〜6まで7段階で示され，特異的IgE抗体が多いほど値が大きくなる．しかし，前述のように特異的IgE抗体検査陽性の場合は誘発症状あり，特異的IgE抗体検査陰性の場合は誘発症状なしと単純に判断してはいけない．抗体価と症状を誘発する可能性を示したプロバビリティカーブは年齢によって異なることが知られている（図7）[4]．たとえば，ミルク特異的IgE抗体価が3.0 kU$_A$/L（クラス2）の場合，牛乳200 mLまでの経口負荷試験において1歳未満の児では約90％症状が誘発される可能性があるが，1

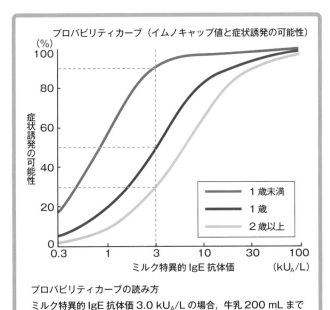

プロバビリティカーブ（イムノキャップ値と症状誘発の可能性）

プロバビリティカーブの読み方
ミルク特異的 IgE 抗体価 3.0 kU$_A$/L の場合，牛乳 200 mL まで
の食物経口負荷試験（oral food challenge；OFC）において，
症状を誘発する可能性は 1 歳未満の児では約 90％，1 歳児では約
50％，2 歳以上の児では約 30％である．しかしあくまでも確率
論であることに留意する．

図7　プロバビリティーカーブの例（文献[4]より引用）

歳児では約 50％，2 歳児以上では約 30％であるため，**検査項
目によっては年齢による違いに留意して結果を解釈する必要
がある**[4]．また，総 IgE が 1 万 IU/mL を超えるような場合に
は個々の特異的 IgE 抗体価は弱陽性であっても臨床的意義が
ない偽陽性が生じやすく，反対に総 IgE が低値の場合には特
異的 IgE 抗体価が弱陽性であっても臨床的意義が強い場合も
ありうる．検査が定量なのか半定量なのか？年齢によって変
化が起きる検査項目なのか？総 IgE はどの程度なのか？臨床
症状はどうであるのか？といったことを加味して最終的な評
価を行う必要がある．

3．アレルゲンコンポーネントの 測定と評価

各アレルゲンのなかでも IgE 抗体が結合する蛋白質をア
レルゲンコンポーネントという．DNA 配列やアミノ酸配列が
同定されたアレルゲンコンポーネントは，国際的なデータ
ベース（WHO/IUIS）に登録されている．2022 年 8 月現在で
は 1080 を超えるアレルゲンコンポーネントが登録されてい
る．コンポーネントの命名は WHO/IUIS の規定により，コ

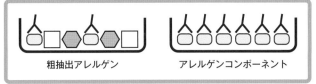

粗抽出アレルゲン　　アレルゲンコンポーネント

図8　粗抽出アレルゲンとアレルゲンコンポーネントの抗体反応の違い

ンポーネントが帰属するアレルゲン原料の学名において，属
名の最初の 3 文字と種小名の最初の 1 文字に発見された順番
を付属している．たとえば"*Aspergillus fumigatus*"の場合は
属名の最初の 3 文字"Asp"に種小名の最初の一文字"f"，1
番目に登録された"1"を付して"**Asp f 1**"と記す．従来の
特異的 IgE 検査は各原因物質の抽出物を抗原として用いてい
た（粗抽出アレルゲン）ため，多種多様の蛋白質が含まれ，
臨床症状に関連しない蛋白質も含まれていた（**図8**）．近年，
特異的 IgE 検査においてアレルゲンコンポーネントを用いた
特異的 IgE 検査（component-resolved diagnostics；CRD）が
重要視されている[5]．粗抽出アレルゲンエキスのなかには種々
のアレルゲンコンポーネントが含まれている．コンポーネン
トの特徴に応じて粗抽出アレルゲンによる特異的 IgE 検査に
比して CRD のほうが臨床的感度，臨床的特異度，陽性的中
率が向上する場合がある．

原理的には皮膚テストにおいても血液検査においてもア
レルゲンコンポーネントによる診断が行えるはずだが，現
在，本邦において保険収載されているアレルゲンコンポー
ネント特異的 IgE 検査は血液検査のみである．2022 年 8 月
の本邦において保険診療で測定可能なアレルゲンコンポー
ネント特異的 IgE 検査を**表2**に示す．アレルゲンコンポー
ネント特異的 IgE 検査と粗抽出アレルゲンを用いた特異的
IgE 検査とを組み合わせることにより，精度の高い診療を
行うことが可能になる．

4．本邦で保険適用になっている アレルゲンコンポーネント 特異的 IgE 検査

オボムコイド（Gal d 1）

オボムコイドは鶏（*Gallus domesticus*）に関連するアレ
ルゲンとして 1 番最初に登録されたアレルゲンである．鶏

表2　本邦で血中特異的IgE検査が可能なアレルゲンコンポーネントとその特徴

	アレルゲンコンポーネント	特徴
卵	オボムコイド	熱や消化酵素の作用を受けにくい
小麦	ω-5 グリアジン（Tri a 19）	小麦依存性運動誘発性アナフィラキシー（WDEIA）診断における感度・特異度が高い
牛乳	カゼイン α-ラクトアルブミン β-ラクトグロブリン	カゼインは加熱による変化が少なく，摂取による強い反応と関連性が高い
大豆	Gly m 4	PR-10（Bet v 1関連タンパク）であり，大豆アレルギーとシラカバ，ハンノキ花粉の交差反応との識別に有用
ピーナッツ	Ara h 2	2Sアルブミンであり，ピーナッツ摂取による誘発症状が重篤となる可能性が高い
クルミ	Jug r 1	2Sアルブミンであり，クルミ摂取による誘発症状が重篤となる可能性が高い
カシューナッツ	Ana o 3	2Sアルブミンであり，カシューナッツ摂取による誘発症状が重篤となる可能性が高い
ラテックス	Hev b 6.02	ラテックスアレルギー診断の感度・特異度が高い
アスペルギルス	Asp f 1	アレルギー性気管支肺アスペルギルス症（ABPA）の早期診断に有用

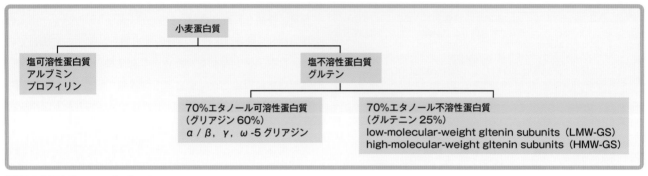

図9　小麦蛋白質のコンポーネント

卵アレルギーのほとんどは卵白に含まれる蛋白質が抗原となっている．卵白に含まれる抗原は，卵白アルブミン（オボアルブミン），オボムコイド，リゾチームなどがある．オボアルブミンは100℃で12分加熱するとアレルゲン性が1/8000まで減少するが，オボムコイドは1/8程度の減少にとどまるといった具合に，オボムコイドは熱や酸の影響を受けにくい（表2）．このため，加熱卵でもアレルギー症状が出るような卵アレルギーの場合はオボムコイド特異的IgEも検査すべきである．

ω-5グリアジン（Tri a 19）

　ω-5グリアジンは小麦（*Triticum aestivum*）のアレルゲンとして19番目に登録されたアレルゲンである．小麦の蛋白質には塩可溶性と塩不溶性（グルテン）の2種類があり，塩可溶性の蛋白質にはアルブミンやBaker's asthmaの主な原因となるプロフィリン，α-アミラーゼインヒビターを含むグロブリンがある．一方，塩不溶性蛋白質には，グリアジンやグルテニンがある（図9）．小麦依存性

運動誘発性アナフィラキシー（wheat-dependent exercise-induced anaphylaxis；WDEIA）を疑った際に小麦特異的IgE抗体のみを検査すると偽陰性になる可能性が高い．近年，WDEIAのアレルゲンコンポーネントは約80％がω-5グリアジン，残りの20％が高分子量のグルテニンであることが報告されており，WDEIAの診断においては粗抗原の小麦特異的IgE抗体よりもω-5グリアジン特異的IgE抗体のほうが感度・特異度が高いことが示されている[6]（表2）．一方，イネ科花粉症に感作されて生じた小麦アレルギーの場合はω-5グリアジンが陰性となる割合が多く[7]，問診においてイネ科の花粉症の合併が疑われた場合には，イネ科に対する特異的IgE検査を並行して行うべきである．

カゼイン（Bos d 8），
α-ラクトアルブミン（Bos d 4），
β-ラクトグロブリン（Bos d 5）

　カゼイン，α-ラクトグロブリン，β-ラクトグロブリンは牛（*Bos domesticus*）に関連するアレルゲンである．牛乳

の蛋白質はカゼイン蛋白と乳清（ホエイ）蛋白に分類される．主要抗原であるカゼインの分子構造は二次元的であるために加熱や発酵などによる構造的変性を受けにくい．カゼインは粗抗原と強く相関するため，カゼイン特異的IgEを測定する意義は低く，α-ラクトアルブミン特異的IgEやβ-ラクトグロブリン特異的IgEも特殊なケースを除いて測定する意義が低い．

Gly m 4

Gly m 4は大豆（*Glycine max*）で4番目に登録されたアレルゲンである．花粉食物アレルギーではハンノキ/シラカバ花粉とバラ科果物の交差反応が最も有名であるが，このアレルギーの原因蛋白の代表である生体防御蛋白（PR-10）はBet v 1ファミリーと呼ばれる．Bet v 1はシラカバ（*Betula verrucosa*）で最初に登録されたアレルゲンコンポーネントであるが，本邦において保険診療でBet v 1特異的IgEを測定することはできない．しかし，大豆のアレルゲンコンポーネントではあるが，Bet v 1ファミリーであるGly m 4を測定することでハンノキ/シラカバ花粉症からの交差反応であることを推定するという応用法もある．Gly m 4は加熱や発酵など加工処理の過程で活性を失いやすいという特徴があり，食物中におけるGly m 4の含有量は豆乳＞柔らか系豆腐＞おぼろ豆腐＞木綿豆腐・絹ごし豆腐＞油揚げ＞味噌/醤油などの順に多い．Gly m 4特異的IgEは2016年から本邦でも保険適用で検査可能になった（表2）．

Ara h 2, Jug r 1, Ana o 3

近年増加傾向にあり，誘発症状が重篤である頻度が高いナッツのアレルギーに関しては，ピーナッツ（*Arachis hypogaea*）ではAra h 2，クルミ（*Juglans regia*）ではJug r 1，カシューナッツ（*Anacardium occidentale*）ではAna o 3といった2Sアルブミンのアレルゲンコンポーネント陽性例で重篤例となる可能性が高いことが報告されており，粗抽出アレルゲンによる特異的IgE検査よりも臨床的特異性が高い（表2）．Ara h 2は2015年から，Jug r 1とAna o 3の特異的IgE検査は2018年から本邦でも保険適用になった．

Hev b 6.02

Hev b 6.02はパラゴムノキ（*Hevea brasiliensis*）に関連するアレルゲンである．ラテックスアレルギーは医療従事者，アトピー体質，医療処置を繰り返し実施している患者など天然ゴムラテックスの使用頻度が高い状況下で生じやすいことが知られている．粗抽出アレルゲンによるラテックス特異的IgEよりも感度・特異度が高いHev b 6.02に対する特異的IgE検査が2016年に本邦でも保険適用になった．ラテックスアレルギーの30～50％はクリ，アボガド，バナナ，キウイフルーツなどと交差反応を示すため，ラテックス・フルーツ症候群とも呼ばれる．このため，フルーツに対するアレルギーの有無を十分問診し，必要に応じてこれらのフルーツの特異的IgEも並行して検査すべきである．

Asp f 1

Asp f 1は限られた菌種が産生し，*A. fumigatus*に特異性が高い核酸分解酵素である．胞子には存在せず，発芽後に細胞外に大量に分泌されるアレルゲンであるため，Asp f 1に対する感作は*A. fumigatus*の気道における発芽の指標になる．このため，単純性アスペルギローマ，侵襲性肺アスペルギルス症患者ではAsp f 1に対するIgG抗体が高頻度で検出される．また，2019年に発刊された『アレルギー性気管支肺真菌症の診療の手引き』において，アレルギー性気管支肺アスペルギルス症（allergic bronchopulmonary aspergillosis：ABPA）の診断における*A. fumigatus*特異的IgE検査は皮膚試験よりも有用性が高いこと，陰性となる事例もあるため結果の解釈には注意を要することが記載されており[8]，Asp f 1特異的IgEは*A. fumigatus*粗抗原特異的IgE検査よりも臨床的特異度が高いことが報告されている．

おわりに

　アレルゲンの同定に用いられる検査について説明した．アレルゲンの同定はアレルギー診療において不可欠であり，実臨床では目的に応じて適切な検査を選択して診療を行う．アレルゲンの検査項目は多岐にわたるため，問診による検査項目の絞り込みが重要であり，各検査方法の適応や結果の解釈について正しい知識を身につける必要がある．近年重要視されているアレルゲンコンポーネントに対する特異的IgE検査は保険適用で検査可能となる種類が増えているため，アレルギー診療を行ううえでは日々の研鑽が必要である．

参考・引用文献

1) 一般社団法人日本アレルギー学会，「皮膚テストの手引き」作成委員会（編）：皮膚テストの手引き．協和企画，2021．

2) Steiner M, Harrer A, Himly M, *et al*.: Basophil Reactivity as Biomarker in Immediate Drug Hypersensitivity Reactions-Potential and Limitations. *Front Pharmacol*, 7: 171, 2016.

3) Shirai T, Tanino Y, Nikaido T, *et al*.: Screening and diagnosis of acute and chronic bird-related hypersensitivity pneumonitis by serum IgG and IgA antibodies to bird antigens with ImmunoCAP®. *Allergol Int*, 70: 208-214, 2021.

4) 「食物アレルギーの診療の手引き2020」検討委員会：食物アレルギーの診療の手引き2020．https://www.foodallergy.jp/wp-content/themes/foodallergy/pdf/manual2020.pdf（2022年10月閲覧）

5) Fukutomi Y, & Taniguchi M: Sensitization to fungal allergens: Resolved and unresolved issues. *Allergol Int*, 64: 321-331, 2015.

6) Matsuo H, Dahlström J, Tanaka A, *et al*.: Sensitivity and specificity of recombinant omega-5 gliadin-specific IgE measurement for the diagnosis of wheat-dependent exercise-induced anaphylaxis. *Allergy*, 63: 233-236, 2008.

7) Ogino R, Chinuki Y, Yokooji T, *et al*.: Identification of peroxidase-1 and beta-glucosidase as cross-reactive wheat allergens in grass pollen-related wheat allergy. *Allergol Int*, 70: 215-222, 2021.

8) 日本アレルギー学会・日本呼吸器学会（監修），「アレルギー性気管支肺真菌症」研究班（編）：アレルギー気管支肺真菌症の診療の手引き．医学書院，2019．

Profile

伊藤　潤（いとうじゅん）
順天堂大学 医学部 呼吸器内科学講座 准教授／
国立病院機構 相模原病院 特別研究員
1975年 生まれ．2002年 東邦大学 医学部 卒業，2011年 順天堂大学大学院 修了．順天堂大学 研修医，同大学 呼吸器内科，越谷市立病院，独立行政法人 国立病院機構 相模原病院 勤務を経て，2014年 順天堂大学 呼吸器内科 助教，2021年より現職．

2

花粉症

櫻井大樹

山梨大学大学院 総合研究部 医学域 耳鼻咽喉科・頭頸部外科学講座 教授

Point **1** 花粉症の種類や特徴を説明できる.

Point **2** 花粉症の発症要因と病態を説明できる.

Point **3** 花粉症の診断法とそれぞれの特徴や欠点を説明できる.

Point **4** 花粉症の治療の種類と特徴を挙げることができる.

Point **5** 花粉症の重症度に応じた薬物の使い方を説明できる.

はじめに

　花粉症は近年増加の一途をたどり，国民の4割にも達することが推定されている．花粉症の代表として，スギ花粉症の有病率は最も高く，春の不快なくしゃみ，鼻水，鼻づまりといった典型的な鼻の症状と目の症状に加え，睡眠障害の原因となり，また，学習や労働への影響や生活の質の低下にも大きく影響を及ぼす．花粉症の原因植物はさまざまなものが知られており，地域や季節による違いもある．花粉症はひとたび発症すると自然寛解は少なく，予防治療は確立されていないため，発症後の治療が重要になる．生活に影響が出ない程度に改善させることを目標に治療を行う．薬物治療が最も一般的であるが，抗原の回避による基本的な予防策が重要であり，重症例ではアレルゲン免疫療法や手術治療も選択肢にある．花粉症の適切な診断とともに，それぞれの治療の特徴をとらえて適切に医療を提供することが重要である．以下に花粉症の特徴から，病態・診断・治療へと解説をしていく．

1. 花粉症について

　アレルギー性鼻炎は原因抗原（アレルゲン）により引き起こされる代表的なI型アレルギー疾患であり，発作性にくしゃみ，水様性鼻漏，鼻閉を引き起こす疾患である．アレルギー性鼻炎には通年性アレルギー性鼻炎と季節性アレルギー性鼻炎があり，とくに花粉アレルゲンにより引き起こされる季節性アレルギー性鼻炎は，花粉症と呼ばれる．花粉症は，くしゃみ，水様性鼻漏，鼻閉に加え，アレルギー性結膜炎を高率に合併し，目のかゆみや流涙なども引き起こす．アレルギー性鼻炎は，睡眠，学習，労働など生活の質にも影響を与え，労働生産性の損失も大きいと報告されている[1]．

　花粉症の原因として多くの花粉が知られているが，主要な花粉としては，スギ，ヒノキ，イネ科，ブタクサ属，ヨモギ属，北海道ではシラカンバが知られている．スギ花粉は主に2～3月，ヒノキ花粉は4～5月，イネ科花粉は初夏～秋にかけて二峰性をもって飛散し，ブタクサ花粉とヨ

表1 花粉症の原因となる植物の花粉飛散時期（文献2)より引用）

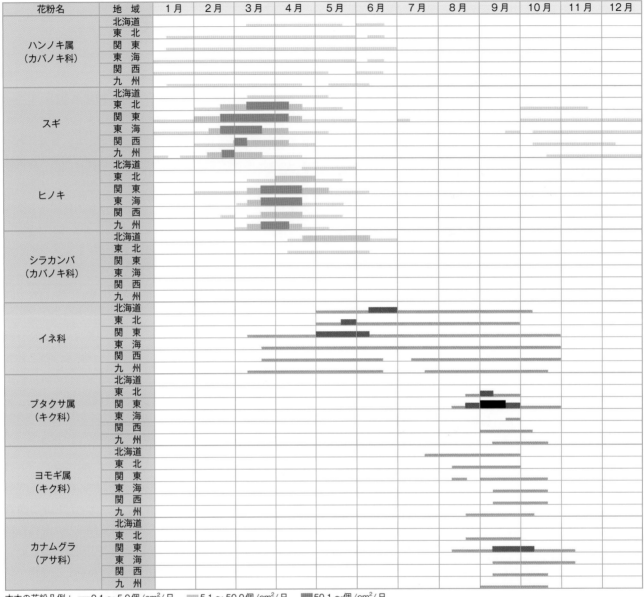

木本の花粉凡例： ──── 0.1～5.0個/cm²/日　▦▦▦ 5.1～50.0個/cm²/日　▓▓▓ 50.1～個/cm²/日
草本の花粉凡例： ──── 0.05～1.0個/cm²/日　▓▓▓ 1.1～5.0個/cm²/日　■■■ 5.1～個/cm²/日

モギ花粉は秋に飛散し花粉症の原因となる（表1）2).日本においては花粉症の原因としてスギ花粉が最も多い.さらに,ヒノキ花粉はスギ花粉飛散期に引き続いて飛散するが,ヒノキ花粉症はスギ花粉症のおよそ7割に合併することが知られており,スギ花粉飛散期からヒノキ花粉飛散期に長く症状を有する患者も多い.また,他の花粉症も重複することも多く認められ,多くの花粉に対して花粉症を発症してしまうと1年の中での有症期がより長くなる.

2. 花粉症の疫学と自然経過

アレルギー性鼻炎は近年増加を続けており,2019年に行われた全国の耳鼻咽喉科医とその家族を対象としたアンケート調査から,アレルギー性鼻炎の全国の有病率は49.2％と報告され,およそ国民の2人に1人がなんらかのアレルゲンに対しアレルギー性鼻炎を発症している状況にある（図1）3).1998年と2008年にも同様の調査が行われており,通年性アレルギー性鼻炎は,1998年の18.7％から2008年に23.4％へ,

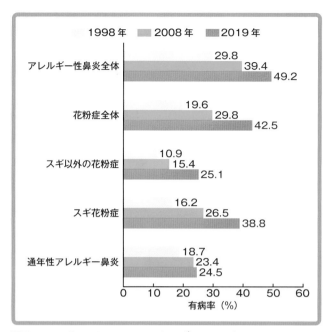

図1 アレルギー性鼻炎の有病率（文献[3]より引用）
1998年，2008年，2019年におけるアレルギー性鼻炎全体，スギ花粉症，および通年性アレルギー性鼻炎の有病率．

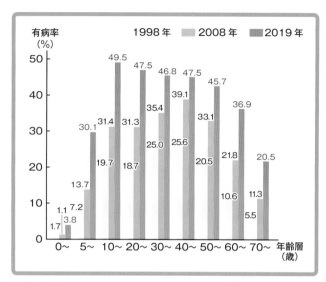

図2 スギ花粉症の年齢層別有病率の推移（文献[3-5]を参考に作成）
1998年，2008年，2019年におけるスギ花粉症の年齢層別有病率．

2019年には24.5％と増加しているものの，最近の10年間では増加に頭打ちの様相もみられる．一方，スギ花粉症の有病率は，1998年に16.2％から2008年に26.5％と増加したが，さらに2019年も38.8％とさらに増加がみられている．2019年の調査では，すでに10代の約半数にスギ花粉症の発症がみられており，低年齢化が進んでいる（図2）[3-5]．一方，スギ花粉症の自然経過については，千葉県の住民健診における40〜80代の11年間の調査から，スギ花粉症の自然寛解率は19.2％であり[6]，福井県の病院職員の健康診断における20〜40代の11年間の調査からは，スギ花粉症の自然寛解率は12.7％であったことが報告されている[7]．これらの報告から，スギ花粉症の寛解はみられるものの頻度は少なく，スギ花粉症をひとたび発症すると長期間付き合っていかなければならい可能性が高いと考えられる．

3. 花粉症の発症要因と病態

アレルギー性鼻炎の発症要因には遺伝要因と環境要因が挙げられる．遺伝要因として，親にアレルギー疾患があると子どものアレルギー疾患の発症リスクが上がることが知られている．環境要因として，1950年代ごろより国内

の木材需要の増加によりスギやヒノキの植林が進められたことで，現在になって，花粉飛散量が増加したことが大きな要因と考えられる．さらに生活環境や食生活の変化，PM2.5や黄砂などが花粉症の発症の増加や症状の悪化に関与している可能性もある．

上記の要因を背景に，抗原性の高い花粉アレルゲンへの曝露を繰り返し受け，体内でそのアレルゲンに対する特異的IgE抗体が誘導されると感作が成立する．その後，さらに同じ花粉アレルゲンへの曝露が繰り返されると局所反応が成立し，症状が出現するようになり，発症に至ると考えられる．

花粉症を発症した患者において，原因となる花粉アレルゲンが鼻粘膜に到達すると，アレルゲンは粘膜のマスト細胞に固着した特異的IgE抗体と結合し，細胞の活性化が引き起こされる（図3）．活性化したマスト細胞からヒスタミンの放出やロイコトリエン・プロスタグランジンの合成が誘導されると，知覚神経の反射や血管の反応を介し，鼻粘膜腫脹や血管透過性の亢進，鼻腺から分泌亢進を誘導し，発作的なくしゃみ・水様性鼻漏・鼻閉などの症状が誘導され即時相反応を形成する．その後，マスト細胞より放出されるサイトカインやケモカインにより好酸球・好塩基球・T細胞など炎症細胞が鼻粘膜局所に動員され，さまざまな化学伝達物質の放出から鼻閉を主とする遅発相反応が誘導される．さらに，アレルゲンへの曝露が繰り返されると，持続するアレルギー性炎症を引き起こし，鼻閉や鼻汁など

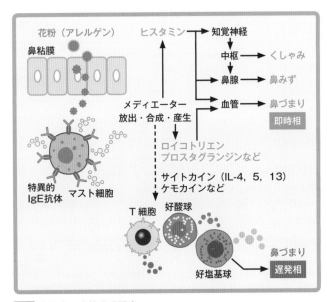

図3 花粉症の症状発現機序
花粉症発症例における花粉曝露時の症状発現機序.

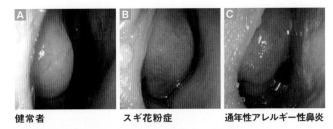

| 健常者 | スギ花粉症 | 通年性アレルギー性鼻炎 |

図4 鼻内所見の比較（千葉大学 米倉先生ご提供）
健常者および典型的なスギ花粉症，通年性アレルギー性鼻炎症例における鼻粘膜所見の比較.

が悪化し重症化もみられるようになる[8].

4. 花粉症の診断

アレルギー性鼻炎の診断法について，アレルギー性鼻炎の典型的な症状と鼻粘膜所見とを呈する場合には，臨床的にアレルギー性鼻炎と診断してもよい[8]．臨床的な診断が難しい場合や，舌下免疫療法のような抗原特異的な免疫療法を施行する場合には抗原の同定検査を行うことを勧める．しかし抗原同定検査としては，臨床現場で有用な鼻誘発試薬が市販されていないため，抗原感作を調べる検査を参考に原因抗原を検討することになる．アレルゲンの感作を確認するための検査として，血清特異的IgE抗体検査および皮膚テストがある．アレルギー性鼻炎の確定診断のためには，上記特異的IgE抗体検査もしくは皮膚テスト，および鼻汁好酸球検査を行い，これらが陽性であれば確定診断ができる．典型的な花粉症の症状と所見がみられる症例の診断は難しくない可能性もあるが，非飛散期や発症初期など，また小児例などでは診断が困難なことがある．アレルギー性鼻炎は1つの検査法で確定診断を行うことができないため，十分な問診とともに鼻内所見の観察，各種検査を組み合わせた総合的な評価による判断が求められる．各種検査の特徴を理解し判断することが重要である．

問診

花粉症の診断プロセスのなかで問診は最も重要な要素であり，くしゃみ，水様性鼻漏，鼻閉，鼻のかゆみ，眼のかゆみなどの典型的な症状の有無とその程度，症状発現時期（何月か），症状の持続期間，毎年同じ時期に症状を繰り返すか，既往，家族歴などをよく確認する．

鼻内所見

鼻内所見の観察は，花粉症と似た症状を呈する疾患との鑑別や，重症度の評価に重要である．鼻腔内の観察から，下鼻甲介粘膜の色調，水様性鼻汁の分泌量，鼻汁の性状などを評価する．正常な例では，下鼻甲介粘膜は薄いピンク色を呈し，粘膜腫脹はなく中鼻甲介まで観察される．典型的な通年性アレルギー性鼻炎においては，下鼻甲介に蒼白浮腫性の腫脹がみられる．これに対し，スギ花粉症の急性期には発赤した鼻粘膜の腫脹がみられる（図4）．鼻汁の性状は通年性アレルギー性鼻炎も花粉症も基本的には水様性である．

特異的IgE抗体検査

採血による血清中の特異的IgE抗体の測定は，抗原の感作の確認に有用であり，問診や他の情報と併せて，感作抗原から原因抗原を特定もしくは推定していく．特異的IgE抗体検査では，1回の採血で複数の抗原を調べることが可能である．アレルギー治療薬を使用している場合でも採血時に薬剤の中止はしなくてよい．特異的IgE抗体の測定結果は濃度やクラスで表記される（表2）．クラス0は陰性，クラス1は疑陽性，クラス2以上は陽性となる．クラス5

表2 特異的IgE抗体検査

判定	抗体価（UA/mL）	クラス
陽性	100.0 以上	6
	50.0 以上	5
	17.5 以上	4
	3.50 以上	3
	0.70 以上	2
疑陽性	0.35 以上	1
陰性	0.34 以下	0

特異的IgE抗体検査は抗体価およびクラスで結果が表記され報告される.

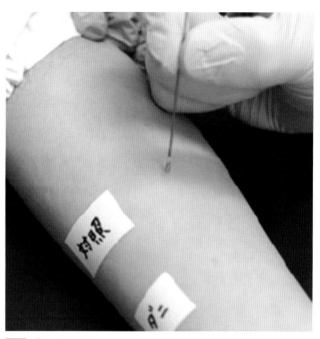

図5 プリックテスト
実際のプリックテストの様子．細い針にて皮膚に小さな傷をつけ，薄めた抗原エキスもしくは対照液を滴下し，その後の皮膚反応から感作を判定する．

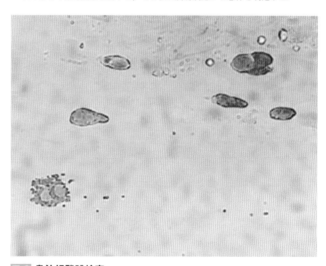

図6 鼻汁好酸球検査
鼻汁ぬぐい液をスライドガラスに塗布し，ハンセル液にて好酸球を染色し，顕微鏡にて観察している．

～6程度に上昇していると発症している可能性が高いが，クラス4以下では感作陽性であっても発症していない例もみられる．また，特異的IgEの濃度やクラスはアレルギー性鼻炎の重症度とは関連しない．

皮膚テスト

皮膚テストには，薄めた抗原を皮内に注射する皮内テストと，細い針で皮膚に傷をつけ薄めた抗原エキスを滴下するプリックテスト（図5）がある．抗原を含まない対照液と比較し，皮膚の発赤，膨疹の大きさから感作の有無を判定する．これら皮膚テストによって感作の判定は可能であるが，発症の有無や症状の重症度は判定できない．

鼻汁好酸球検査

鼻汁好酸球検査は鼻内のアレルギー反応の有無を調べる検査であり，綿棒などで採取した鼻汁をスライドガラスに塗布し，好酸球を染色するハンセル液で処理し顕微鏡で観察することで好酸球が同定可能である（図6）．外来でも簡便に施行できる検査である．しかし，アレルギー性鼻炎以外でも陽性になることがあり，また花粉の非飛散期など無症状のときには検査が陽性にならず，鼻汁が少ない場合や小児では検査が十分にできないことがあり注意が必要である．

所見から症状の重症度を把握し，花粉の非飛散期や飛散初期で症状が明らかでない時期には例年の症状から判断する．

5. 花粉症の治療

花粉症に対する治療は，日常生活に支障がない程度に症状を安定した状態にもっていくことを目標とする．問診と診察

重症度と症状タイプの判定

くしゃみ発作・鼻かみの回数，鼻閉の程度から重症度を判定し（表3）[8]，これら重症度とともに，くしゃみ・鼻漏

表3 アレルギー性鼻炎の程度および重症度（文献[8]より引用）

程度および重症度			くしゃみ発作*または鼻漏**				
			++++ 21回以上	+++ 11～20回	++ 6～10回	+ 1～5回	－ +未満
鼻閉	++++	1日中完全に詰まっている	最重症	最重症	最重症	最重症	最重症
	+++	鼻閉が非常に強く口呼吸が1日のうちかなりの時間ある	最重症	重症	重症	重症	重症
	++	鼻閉が強く口呼吸が1日のうちときどきある	最重症	重症	中等症	中等症	中等症
	+	口呼吸は全くないが鼻閉あり	最重症	重症	中等症	軽症	軽症
	－	鼻閉なし	最重症	重症	中等症	軽症	無症状

*1日の平均発作回数，**1日の平均鼻かみ回数
くしゃみ発作または鼻漏，および鼻閉の程度より重症度を判定する．

表4 花粉症に対する治療法の選択（文献[8]より改変）

重症度	初期療法	軽症	中等症		重症・最重症	
病型			くしゃみ・鼻漏型	鼻閉型または鼻閉を主とする充全型	くしゃみ・鼻漏型	鼻閉型または鼻閉を主とする充全型
治療	①第2世代抗ヒスタミン薬 ②遊離抑制薬 ③抗LTs薬 ④抗PGD₂・TXA₂薬 ⑤Th2サイトカイン阻害薬 ⑥鼻噴霧用ステロイド薬	①第2世代抗ヒスタミン薬 ②遊離抑制薬 ③抗LTs薬 ④抗PGD₂・TXA₂薬 ⑤Th2サイトカイン阻害薬 ⑥鼻噴霧用ステロイド薬 ①～⑤のいずれか1つ．①～⑤のいずれかに加え，⑥を追加．	第2世代抗ヒスタミン薬＋鼻噴霧用ステロイド薬	抗LTs薬または抗PGD₂・TXA₂薬＋鼻噴霧用ステロイド薬＋第2世代抗ヒスタミン薬 もしくは 第2世代抗ヒスタミン薬・血管収縮薬配合剤＋鼻噴霧用ステロイド薬	鼻噴霧用ステロイド薬＋第2世代抗ヒスタミン薬	鼻噴霧用ステロイド薬＋抗LTs薬または抗PGD₂・TXA₂薬＋第2世代抗ヒスタミン薬 もしくは 鼻噴霧用ステロイド薬＋第2世代抗ヒスタミン薬・血管収縮薬配合剤 オプションとして点鼻薬用血管収縮薬を2週間程度，経口ステロイド薬を1週間程度用いる．
					抗IgE抗体	抗IgE抗体
		点眼用抗ヒスタミン薬または遊離抑制薬			点眼用抗ヒスタミン薬，遊離抑制薬またはステロイド薬	点眼用抗ヒスタミン薬，遊離抑制薬またはステロイド薬
					鼻閉型で鼻腔形態異常を伴う症例では手術	鼻閉型で鼻腔形態異常を伴う症例では手術
	アレルゲン免疫療法					
	抗原除去・回避					

重症度に応じた花粉症に対する治療法の選択．中等症以上ではくしゃみ・鼻漏型，および鼻閉型または鼻閉を主とする充全型に分けられる．

を主体とするタイプか，鼻閉を主体とするタイプか，3症状のすべてを有するタイプかに分ける（表4）[8]．

患者自身による予防対策

　まずは，日常生活において抗原の除去・回避を患者自身で積極的に行ってもらうことが重要である（表5）[9]．具体的な予防対策としては，花粉情報に注意して飛散の多い日は外出を控える，外出時にはマスクおよびメガネを使用する，花粉飛散が多いと予測される日は窓を閉めておく，帰宅時には衣類や髪をよく払ってから入室する，帰宅時には洗顔・うがい・鼻かみを行う，部屋の掃除をこまめに行うことを勧める．

表5 日常生活における花粉症予防対策（文献[9]より改変）

花粉情報に注意，飛散の多い日は外出を控える
外出時のマスク・メガネの使用
飛散の多いときは，窓・戸を閉めておく
帰宅時，衣類や髪をよく払ってから入室
帰宅時の洗顔・うがい，鼻かみ
掃除をこまめに行う

日常生活における患者自身で行える花粉症予防対策を示す.

表6 アレルギー性鼻炎の治療薬の効果と特徴（文献[8]より筆者作成）

第2世代抗ヒスタミン薬
● 即効性がある
● 症状の全般的な改善度がよい，鼻閉にも効果がある
● 眠気など副作用が少ない
ロイコトリエン受容体拮抗薬 **プロスタグランジンD2・トロンボキサンA2受容体拮抗薬**
● 血管の拡張や透過性を抑制し鼻閉を改善する
● 鼻閉への効果は第2世代抗ヒスタミン薬より優れる
● くしゃみ・鼻汁にも有効である
● 効果発現はやや遅いが，連用で改善率が上昇する
鼻噴霧用ステロイド薬
● 効果発現には1～2日程度要する
● 鼻症状全般的に効果が強い，眼症状にも効果がある
● 副作用は少ないが，刺激感や鼻出血の原因となることもある

アレルギー性鼻炎の治療薬にはさまざまな種類があり，それぞれ特徴がある．効果や副作用の違いを把握しておく.

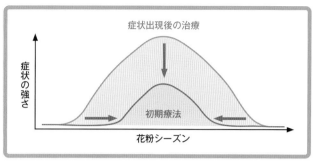

図7 初期療法で期待される効果

例年強い症状を示す症例では初期療法を勧める．初期療法によって症状発現の期間を短くしピーク時の症状を抑えることが期待される.

薬物治療

　これらの予防対策を行ったうえで，一般薬物療法が治療の主体となる．アレルギー性鼻炎の治療薬にはさまざまな種類があり，それぞれ特徴がある．**表6**[8]に主な薬剤の効果や特徴を記載する．花粉症に対し，問診や診察から重症度と病型を判断し，症状発現機序も考慮しつつ治療薬を選択する[1]．軽症に対しては，第2世代抗ヒスタミン薬をはじめとして1種類の薬から開始する．中等症のくしゃみ・鼻漏型には，その機序からも主に第2世代抗ヒスタミン薬を主体として鼻噴霧用ステロイド薬の追加を考慮する．中等症の鼻閉型・充全型にはロイコトリエン受容体拮抗薬を主体として，鼻噴霧用ステロイド薬や第2世代抗ヒスタミン薬も追加を考慮する．初診時の症状が中等症以上の場合や，効果不十分な場合には薬剤の併用や追加，変更を考慮する．鼻閉が強い中等症以上の症例では，抗ヒスタミン薬と血管収縮薬の合剤も効果が期待され推奨される．重症例では好酸球など炎症細胞が関与しさまざまなメディエーターが放出されるアレル

ギー性炎症の状態と考えられ，局所噴霧用のステロイド薬が治療の主体となる．症状により抗ヒスタミン薬，抗ロイコトリエン薬などを併用する．最近の第2世代抗ヒスタミン薬は鎮静作用が少なく眠気が少ないものが出てきている.

初期療法

　例年強い症状を示す症例では，初期療法を勧める（**図7**）．初期療法によって，症状発現の期間を短くし，ピーク時の症状を抑えることが期待される．例年の病型や重症度を考慮して治療薬を選択する．初期療法においては鼻噴霧用ステロイド薬を使用することも可能である．抗ヒスタミン薬など作用が早い薬剤は，花粉飛散予測日または症状出現時点から開始することで効果が期待できる.

抗IgE抗体療法

　薬物治療で効果不十分な重症のスギ花粉症には抗IgE抗体薬（オマリズマブ）が使用可能である．IgE抗体は，マスト細胞や好塩基球の高親和性IgE受容体に結合するが，抗IgE抗体のオマリズマブは，遊離IgE抗体の重鎖の受容体結合領域に結合し，IgE抗体とマスト細胞や好塩基球の結合を阻害することで，細胞の活性化を抑制しI型アレルギー反応を抑制する（**図8**）．鼻噴霧用ステロイド薬と第2世代抗ヒスタミン薬などケミカルメディエーター遊離抑制薬を併用しても効果が不十分なスギ花粉症に対して用いることができる．使用にあたっては『最適使用推進ガイドライン』[10]を遵守する必要がある．『最適使用推進ガイドライン』には，使用可能な医師や施設基準が決められており，

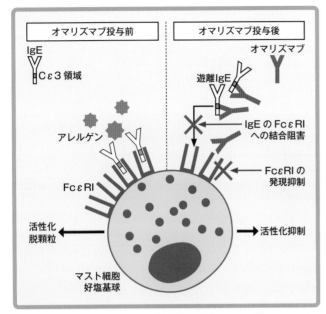

図8　初抗IgE抗体（オマリズマブ）の作用機序（文献[11]より引用）
IgE抗体はマスト細胞や好塩基球の高親和性IgE受容体（FcεRI）に結合するが、抗IgE抗体のオマリズマブは、遊離IgE抗体の重鎖の受容体結合領域（Cε領域）に結合することでIgE抗体とマスト細胞や好塩基球の結合を阻害することにより、細胞の活性化を抑制しI型アレルギー反応を抑制する.

血清総IgEクラス3以上、前のスギ花粉飛散期に症状が重症以上で、現シーズンに薬物治療を1週間以上行っても効果が不十分であることを確認する必要がある. 適応は12歳以上であり、体重および初回投与前の血清中総IgE抗体濃度（30～1500 IU/mL）によって投与量および投与間隔が決まる[10,11].

アレルゲン免疫療法

　スギ花粉症の根本的な改善を希望する症例や一般薬物治療で効果が不十分な症例には、アレルゲン免疫療法を勧める. アレルゲン免疫療法には皮下免疫療法と舌下免疫療法があり、安全性や利便性において舌下免疫療法が優れている. 現在、スギ花粉症に対し舌下錠が処方可能である. スギ花粉舌下免疫療法を開始する場合、処方した初日は院内で服用してもらい副反応の有無を確認する必要がある. 投与開始初日から1か月程度まで、口腔内のかゆみや口腔底粘膜の浮腫など軽度な副反応がみられることがある. 全身性の副反応はまれであるが、注意する必要がある. 自宅で毎日服用するが、安定した長期効果を得るために3～5年

の治療期間が推奨されている. 一方で、長期の治療によっても十分な効果が得られない症例が一部にみられる. 治療前にアレルゲン免疫療法の特徴や注意点などを十分に説明し理解してもらう必要がある. 原則として5歳以上で、全身的に重篤な疾患がなく全身ステロイド薬を使用していない患者が適応となる[12].

手術療法

　薬物治療で効果不十分な症例や、鼻中隔弯曲症や下鼻甲介粘膜の高度な腫脹など鼻腔形態の問題により花粉症の症状改善が難しい患者には、手術治療の選択肢もある. 鼻粘膜のレーザー焼灼や鼻腔形態改善手術などが行われる[8].

おわりに

　花粉症はその罹患率から一般外来で最も多く遭遇する疾患の1つである. 花粉飛散期のわずらわしい症状はQOLを低下させ、仕事や学習にも大きく影響を与えるため、症状を十分に軽減させ支障なく日常生活を送ることができるようにすることが重要である. そのためには、花粉症の特徴とともに診断と治療のポイントをよく理解し、診療に臨むことが大切である.

参考・引用文献
1) Lamb CE, Ratner PH, Johnson CE, *et al.*: Economic impact of workplace productivity losses due to allergic rhinitis compared with select medical conditions in the United States from an employer perspective. *Curr Med Res Opin*, 22: 1203-1210, 2006.
2) 岸川禮子・児塔栄子・押川千恵ほか：我が国の重要な花粉抗原の飛散期間. 日花粉会誌, 65：55-66, 2020.
3) 松原　篤・坂下雅文・後藤　穣ほか：鼻アレルギーの全国疫学調査2019（1998年、2008年との比較）：速報—耳鼻咽喉科医およびその家族を対象として. 日耳鼻, 123：485-490, 2020.
4) 中村昭彦・浅井忠雄・吉田博一ほか：アレルギー性鼻炎の全国疫学調査—全国耳鼻咽喉科医および家族を対象として—日耳鼻, 105：215-224, 2002.
5) 馬場廣太郎・中江公裕：鼻アレルギーの全国疫学調査2008（1998年との比較）—耳鼻咽喉科医およびその家族を対象として—.

Prog Med, 28：2001-2012, 2008.

6) Yonekura S, Okamoto Y, Horiguchi S, *et al*.: Effects of aging on the natural history of seasonal allergic rhinitis in middle-aged subjects in South chiba, Japan. *Int Arch Allergy Immunol*, 157: 73-80, 2012.

7) Sakashita M, Tsutsumiuchi T, Kubo S, *et al*.: Comparison of sensitization and prevalence of Japanese cedar pollen and mite-induced perennial allergic rhinitis between 2006 and 2016 in hospital workers in Japan. *Allergol Int*, 70: 89-95, 2021.

8) 日本耳鼻咽喉科免疫アレルギー学会 鼻アレルギー診療ガイドライン作成委員会（編）：鼻アレルギー診療ガイドライン―通年性鼻炎と花粉症―2020年版（改訂第9版）. ライフ・サイエンス, 2020.

9) 大久保公裕（監修）, 平成22年度厚生労働科学研究補助金免疫アレルギー疾患等予防・治療研究事業（作）：的確な花粉症の治療のために（第2版）. 2015.

10) 厚生労働省：最適使用推進ガイドライン オマリズマブ（遺伝子組換え）（販売名：ゾレア皮下注用150 mg, ゾレア皮下注75 mg シリンジ, ゾレア皮下注150 mgシリンジ）〜季節性アレルギー性鼻炎〜. https://www.pmda.go.jp/files/000245818.pdf（2022年10月閲覧）

11) 一般社団法人日本アレルギー学会（監修）,「アレルギー総合診療のための分子標的治療の手引き」作成委員会（編）：アレルギー総合診療のための分子標的治療の手引き. 協和企画, 2022.

12) 一般社団法人日本アレルギー学会（監修）,「アレルゲン免疫療法の手引き」作成委員会（編）：アレルゲン免疫療法の手引き. 協和企画, 2022.

Profile

櫻井大樹（さくらい だいじゅ）
山梨大学大学院 総合研究部 医学域 耳鼻咽喉科・頭頸部外科学講座 教授
1970年 生まれ. 1997年 千葉大学 卒業, 2003年 千葉大学大学院 医学研究科 博士課程 修了. 2005年〜2007年 スウェーデン カロリンスカ研究所 留学, 2011年 千葉大学大学院 医学研究院 講師を経て, 2019年10月より現職.

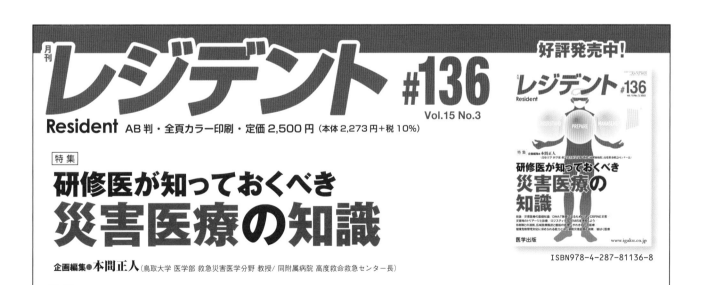

3

通年性アレルギー性鼻炎

太田伸男

東北医科薬科大学 耳鼻咽喉科

Point 1 アレルギー性鼻炎の3主徴を理解できる.

Point 2 アレルギー性鼻炎即時相と遅発相の2つの反応相があることを理解できる.

Point 3 アレルギー性鼻炎ヒスタミンを中心とするケミカルメディエーターが重要な役割を果たしていることを理解できる.

はじめに

ハウスダストやダニを抗原とするアレルギー性鼻炎の罹患数は増加しており,発作性くしゃみ,水様性鼻漏,鼻閉などの症状は患者のQOLを低下させることが知られている.本章では通年性アレルギー性鼻炎の病態,症状,診断と治療のポイントについて概説する.

1. アレルギー性鼻炎の病態

アレルギー性鼻炎は鼻粘膜におけるⅠ型アレルギー性疾患で,症状として発作性くしゃみ,水様性鼻漏,鼻閉を3主徴とする.アレルギー性鼻炎の発症メカニズムは鼻粘膜への抗原刺激によって抗原特異的なIgEが産生され,気道粘膜に分布する好塩基性細胞上のIgE受容体に結合することで感作が成立する.感作陽性者の鼻粘膜に抗原が侵入すると,肥満細胞の表面でIgE抗体と結合し,ヒスタミン・ロイコトリエンを主とする多くのケミカルメディエーターが放出される.これらのケミカルメディエーターに対する鼻粘膜の知覚神経終末,血管の反応として,くしゃみ・鼻汁・鼻閉が認められ,15〜20分の比較的短時間に出現するため即時相反応という.また,抗原曝露6〜10時間後に鼻粘膜腫脹が起こるが,それを遅発相反応という.この反応は,アレルギー炎症局所に遊走・浸潤した好酸球を中心とした炎症性細胞から産生放出されたケミカルメディエーターが鼻粘膜腫脹を引き起こすものと考えられている[1].なかでもロイコトリエン,トロンボキサンA$_2$,血小板活性化因子が重要な役割を果たしている.実際には,患者の鼻粘膜は抗原に継続的に曝露され,即時相と遅発相が複雑に関与していると考えられる (図1)[2].

2. アレルギー性鼻炎の症状

くしゃみ

鼻粘膜上皮および上皮下には,知覚神経である三叉神経の末端が豊富に分布しており,肥満細胞から遊離したヒスタミンによって刺激されるとくしゃみ反射が生じる.

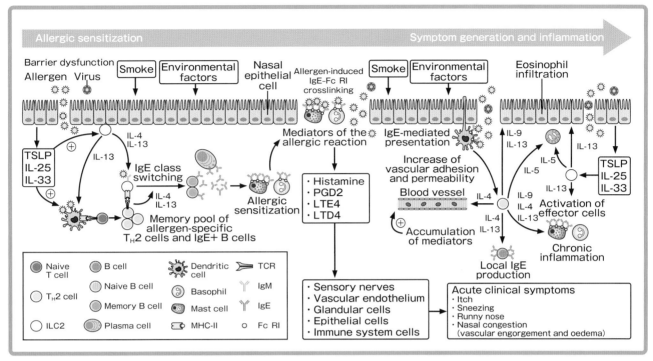

図1 アレルギー性鼻炎の発症機序（文献[2]より引用）

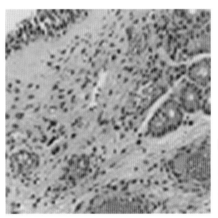

図2 アレルギー性鼻炎の下鼻甲介粘膜
毛細血管の拡張，間質の浮腫，鼻腺組織の増殖と高度な好酸球浸潤が認められる．

水様性鼻漏

鼻粘膜の知覚刺激は副交感神経を介して鼻腺に作用して鼻漏の分泌を増加させる．また，ヒスタミンなどの化学伝達物質は鼻粘膜血管に直接作用して血漿漏出を惹起させると考えられている．

鼻閉

肥満細胞から放出されたヒスタミン，ロイコトリエン，プロスタグランジンなどの化学伝達物質は血管に作用し，血管透過性の亢進による組織の浮腫や静脈の拡張，うっ血，浮腫を引き起こし，その結果，鼻粘膜の腫脹が生じる．

3. アレルギー性鼻炎の病理所見

鼻粘膜の病理組織所見は，粘膜の腫脹，毛細血管の拡張，間質の浮腫，粘膜固有層への好酸球の浸潤が認められる．また，炎症が持続することによって杯細胞や鼻腺組織の増殖が観察される（図2）．

4. アレルギー性鼻炎の診断とそのポイント

アレルギー性鼻炎の診断に際して行われる検査は，アレルギーの状態を診断するものと病因抗原を診断するものに大別できる．前者は問診，鼻鏡検査，鼻汁中好酸球検査，血清中総IgE抗体検査などの検査であり，後者は問診，抗原を用いた皮膚テスト，血清中抗原特異的IgE濃度測定および鼻粘膜誘発テストである．アレルギーの状態にあって抗原が決定されればアレルギー性鼻炎の診断が確定できる．

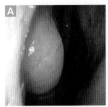
正常

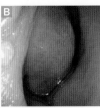
スギ花粉症

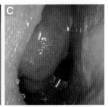
通年性アレルギー性鼻炎

図3 鼻鏡検査所見（右側）（千葉大学 米倉先生ご提供）

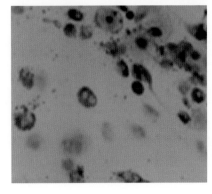

図4 鼻汁中好酸球検査
鼻汁中に多くの好酸球を認める.

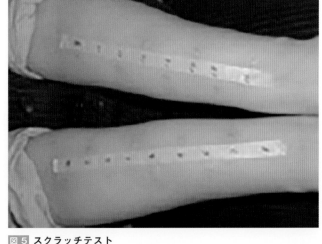

図5 スクラッチテスト
反応部位が膨隆し発赤している所見が認められる.

問診

成人の典型的な症状は，くしゃみ・水様性鼻汁・鼻閉である．一方，小児や乳幼児では典型的な症状がみられないことが多く，鼻搔痒感のための鼻を搔く仕草の有無に注意する．犬，猫あるいはハムスターなど家庭でのペットの有無と，飼育が室内か屋外かも確認する．花粉症では，花粉の飛散時期に一致した鼻・眼の症状が特徴である.

鼻鏡検査

ハウスダスト，ダニアレルギーの典型例では，下鼻甲介が蒼白で浮腫状に腫脹する（図3）．鼻内には水様性から粘性の鼻汁が貯留する．また，中鼻甲介・中鼻道に膿性分泌物が付着しているかどうか観察し，感染性副鼻腔炎の有無を確かめる．鼻中隔彎曲の有無とその程度も観察する.

鼻汁中好酸球検査

ハンセル染色にて染色し，好酸球，好中球などの浸潤細胞を確認する．好中球が多ければ感染性，好酸球陽性であればアレルギーの可能性があり，さらに抗原検査を行う判断材料の1つとなる（図4）.

X線検査

副鼻腔炎の合併が疑われる場合には，副鼻腔X線検査（Waters法など）を行う．アレルギー性鼻炎に伴ういわゆるアレルギー性副鼻腔炎が約40％に認められるが，陰影は軽度（肥厚型，ポリープ型）のことが多い．ポリープ型ではⅠ型アレルギーの可能性も指摘されている.

皮膚テスト

市販の抗原エキスを利用して皮内法あるいはスクラッチ法にて行う．安価で患者自身が短時間で結果を直接確認することができる．偽陰性を避けるために検査前1週間は抗ヒスタミン薬などの休薬が必要で，検査による疼痛，かゆみや腫脹がある．感染予防と疼痛軽減のために皮内テストよりスクラッチテストが推奨されている（図5）.

血清中抗原特異的IgE抗体検査

血清中抗原特異的IgE抗体定量で，採血後に検査室あるいは検査センターに検体を提出すればよいため簡便である．皮膚テストと比較して，その場で結果がわからないこと，高価であることが欠点である．また，血清中抗原特異的IgE抗体検査が陽性でも発症抗原になっていない場合もあり，総合的な診断が重要である点を念頭に置く必要がある.

表1 通年性アレルギー性鼻炎の治療（文献[1]より引用）

重症度	軽症	中等症		重症・最重症	
病型		くしゃみ・鼻漏型	鼻閉型または鼻閉を主とする充全型	くしゃみ・鼻漏型	鼻閉型または鼻閉を主とする充全型
治療	①第2世代抗ヒスタミン薬 ②遊離抑制薬 ③Th2サイトカイン阻害薬 ④鼻噴霧用ステロイド薬	①第2世代抗ヒスタミン薬 ②遊離抑制薬 ③鼻噴霧用ステロイド薬 必要に応じて①または②に③を併用する.	①抗LTs薬 ④抗PGD$_2$・TXA$_2$薬 ③Th2サイトカイン阻害薬 ④第2世代抗ヒスタミン薬・血管収縮薬配合剤 ⑤鼻噴霧用ステロイド薬 必要に応じて①，②，③に⑤を併用する.	鼻噴霧用ステロイド薬 ＋ 第2世代抗ヒスタミン薬	鼻噴霧用ステロイド薬 ＋ 抗LTs薬または抗PGD$_2$・TXA$_2$薬 もしくは 第2世代抗ヒスタミン薬・血管収縮薬配合剤 オプションとして点鼻薬用血管収縮薬を1～2週間に限って用いる.
				鼻閉型で鼻腔形態異常を伴う症例，保存療法に抵抗する症例では手術	
			アレルゲン免疫療法		
			抗原除去・回避		

鼻粘膜誘発テスト

対照ディスクを下鼻甲介に挿入し反応がないことを確認した後に誘発ディスクを同部位に挿入する．鼻内掻痒感，くしゃみ，ディスク挿入部位の蒼白化，水様性鼻漏，粘膜腫脹のうち2項目以上が認められた場合に陽性とする．ハウスダストとブタクサのディスクが市販されている．

5. アレルギー性鼻炎の治療戦略とそのポイント（表1）[1]

薬物療法

アレルギー性鼻炎では抗原回避が最も重要である．しかし，アレルギー性鼻炎の原因である吸入抗原の完全な回避は困難である場合が多い．そのため薬物療法の占める位置と重要性は高く，各薬物の特性と病型と重症度に応じた使い方のコツと落とし穴について概説する．アレルギー性鼻炎は発作性，反復性のくしゃみ，水様性鼻汁，鼻閉を3主徴とする．鼻閉が非常に強く口呼吸が1日のうちかなりの時間がある場合が重症，あるいは完全に詰まっている状態が最重症，1日平均のくしゃみ発作や鼻かみ回数が11～20回の場合が重症，21回以上が最重症となる．まず，患者の症状から軽症，中等症，重症に分類し，病型をくしゃみ・鼻漏型，鼻閉型，両者を合併する充全型に分類する．

①くしゃみ・鼻漏型では鼻噴霧用ステロイド薬と第2世代の抗ヒスタミン薬を併用する．

②鼻閉型または鼻閉を主とする充全型では，鼻噴霧用ステロイド薬と抗ロイコトリエン受容体拮抗薬，あるいは抗プロスタグランジンD$_2$・トロンボキサンA$_2$受容体拮抗薬の併用，もしくは鼻噴霧用ステロイド薬と第2世代抗ヒスタミン薬・血管収縮薬配合剤を選択する．

③薬物は，患者の重症度と病型に応じて選択する．

免疫療法

免疫療法は長期寛解を期待できる唯一の方法である．ダニに対する舌下免疫療法は有効な治療方法であるが，この治療法の成功の鍵はアドヒアランスである．このアドヒアランス向上のためには患者教育がきわめて重要であり，①即効性はないこと，②長期間の服薬が必要であること，③過程で副反応が出る可能性があること，④副反応に対する対処方法を習熟するよう指導することが肝要である．

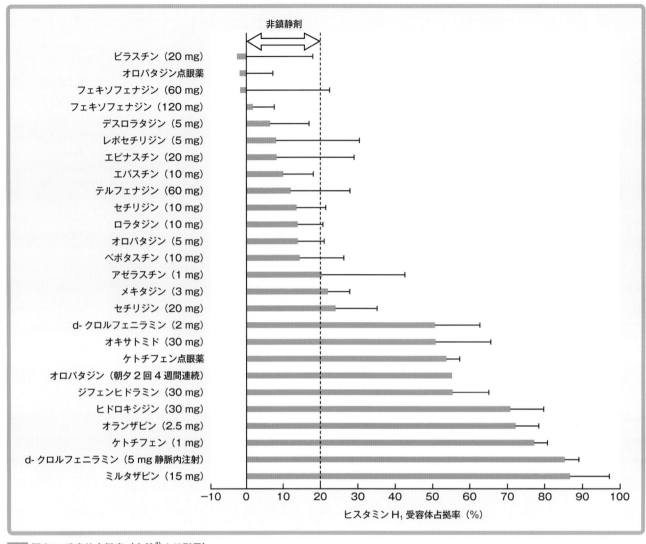

非鎮静剤

ヒスタミンH_1受容体占拠率（%）

図6 脳内H_1受容体占拠率（文献[3]より引用）

アレルギー性鼻炎に対する手術治療

　鼻閉型で保存的な治療に抵抗性で鼻腔形態異常を伴う症例では手術治療も考慮する.

6. 通年性アレルギー性鼻炎の合併症とその対応

　気管支喘息および慢性副鼻腔炎が主な合併症である. アレルギー性鼻炎が気管支喘息の増悪および遷延化に関与すると報告されており, 喘息治療を含めた気道炎症の制御を狙った総合的な治療戦略を考えることが重要である.

7. 通年性アレルギー性鼻炎に対する薬物治療のコツと落とし穴

中枢抑制作用

　抗ヒスタミン薬使用時に問題となりやすいのが眠気, インペアード・パフォーマンス（認知能障害）といった鎮静作用である. 基本的には抗ヒスタミン作用が強い薬剤ほど鎮静作用も強い. また中枢作用には個人差もあり, 再現性もあるので綿密なコミュニケーションを取り最良の薬物を探していくことが重要である. 鎮静作用は脳内の抗ヒスタミンH_1受容体を介する作用であり, 眠気や, 眠気を感じ

ない状態でもインペアード・パフォーマンスをきたす．ア
レルギー性鼻炎は働き盛りの青壮年世代が最も多く，彼ら
の作業・就労・学習効率の低下は経済や人命にもかかわる．
眠気の指標として，危険作業時（車の運転など）について
の添付文章への記載や，脳内ヒスタミンH_1受容体への占
有率などが挙げられる（図6）[3]．

8. 専門医への紹介のタイミング

鼻閉が強く，保存的治療でも解消されない場合は鼻腔形
態異常を伴っていることが考えられるので，手術加療の是
非も含め耳鼻咽喉科へコンサルトを行うことが重要である．

おわりに

通年性アレルギー性鼻炎のマネージメントでは診断をス
ムーズに行い，適切な治療戦略を組み立てることが肝要で
ある．重症例では鼻腔形態の異常を伴っていることもあり
専門医への紹介が必要となる．

参考・引用文献
1) 日本耳鼻咽喉科免疫アレルギー学会 鼻アレルギー診療ガイドライ
 ン作成委員会（編）：鼻アレルギー診療ガイドライン―通年性
 鼻炎と花粉症―2020年版（改訂第9版）．ライフ・サイエンス，
 2020.
2) Bousquet J, Anto JM, Bachert C, *et al*.: Allergic rhintis. *Nat Rev Dis Primers*, 6, 2020.
3) 谷内一彦：薬理作用から見た理想的な抗ヒスタミン薬治療．日耳鼻，
 123：196-204，2020.
4) 今野昭義：新しい診断と治療のABC12．最新医学社，2011.
5) 太田伸男：8．その他：他のアレルギー疾患を合併している患者
 への注意点―気管支喘息，アレルギー性結膜炎，口腔アレルギー
 症候群，アトピー性皮膚炎―．日鼻誌，52：475-479，2013.

Profile

太田伸男（おおた のぶお）
東北医科薬科大学 耳鼻咽喉科
1988年 山形大学 医学部 卒業．1992年 山形大学 医学部 大学院 医
学研究科 修了．1996年 山形大学 医学部 耳鼻咽喉科 助手．1996年
から1997年 米国国立衛生研究所（NIH）留学．2002年 山形大学 医
学部 講師．2014年 山形大学 医学部 准教授．2015年 山形市立病院
済生館 耳鼻いんこう科 科長を経て，2016年より現職．

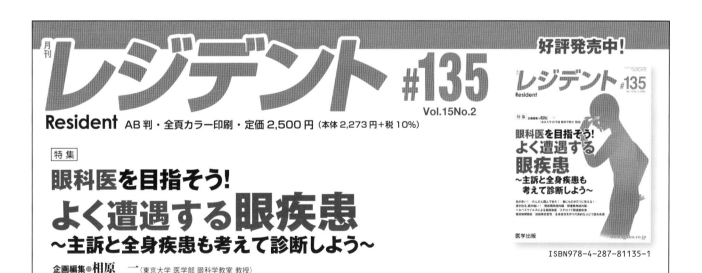

4

アトピー性皮膚炎

井川　健

獨協医科大学 医学部 皮膚科学講座 主任教授

Point ① アトピー性皮膚炎の定義・診断について説明できる.

Point ② アトピー性皮膚炎の病態形成機序を解説できる.

Point ③ アトピー性皮膚炎の治療について説明できる.

はじめに

アトピー性皮膚炎（atopic dermatitis；AD）の疾患概念としておおよそコンセンサスを得ている考え方としては, いろいろな遺伝的要因と環境要因（後天的な増悪因子）が複雑に絡み合って発症し, その症状が維持されていく慢性の炎症性皮膚疾患である, ということになると思われる. 本稿においては, ADの定義や診断に始まり, 現時点における病態形成機序の概説, また, 治療の基本（外用療法）から新規治療までを, ガイドラインの内容をふまえて解説することを目的とする.

1. アトピー性皮膚炎の定義・診断

ADは, 本邦では「増悪と軽快を繰り返す掻痒のある湿疹を主病変とする疾患であり, 患者の多くは『アトピー素因』を持つ」と, 定義されている[1]. 診断基準としては, ①掻痒, ②特徴的皮疹と分布, ③慢性・反復性経過（乳児で2か月, それ以外で6か月以上）の3基本項目を満たすものを, 症状の軽重を問わずアトピー性皮膚炎と診断する[1]と非常にシンプルである. しかしながら, ここで重要となるのは, ②の「特徴的皮疹と分布」と, 診断基準に引き続いて記載されている「除外すべき診断」の部分である, と思われる. とくに, 「除外すべき診断」のなかには, 除外できなくとも, 短期的には大きな問題にならないような湿疹・皮膚炎群に属する疾患（脂漏性皮膚炎や接触皮膚炎など）から, 除外できなければ, 治療の方向性がまったく違う方向に進んでしまい, 問題となるようなもの（さまざまな病原微生物による感染症など）, さらには, 重大な結果を招いてしまう可能性があるもの（皮膚リンパ腫や自己免疫疾患など）など, さまざまにあり, ADを診断して治療していくためには, これらを的確に鑑別する能力が必要となる.

2. アトピー性皮膚炎の病態形成機序

ADは, 古典的には乳幼児期に発症し, その多くは年齢を経るに従って自然寛解していくとされてきたが, その一

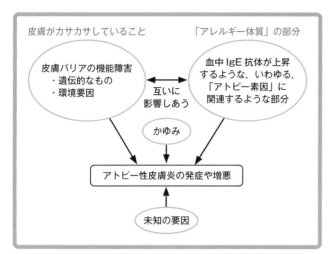

図1 アトピー性皮膚炎の病態形成（文献[3]より改変）

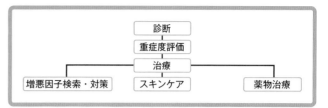

図2 アトピー性皮膚炎の治療指針

部は症状の出没をくり返して成人型ADへと移行していくこと，さらに，ある程度の年齢になってから発症して，成人期まで症状を持ち越すもの，さらには成人期に発症するものなど，発症の時期をみてもさまざまなタイプがあることがわかっている．すなわち，この点のみをみても，かなりのheterogeneityをもつ疾患であることがわかる．実際，人種や患者の年齢によって，同じような湿疹反応のようにみえる病変であっても，その基盤となる免疫学的機序に違いが認められることも報告されている[2]．

ADの発症や発症した炎症が維持されていく要因は，症例ごとにさまざまであると考えられるが，その背景に共通してある機序の存在についてはいくつかの候補が挙げられる．図1[3]に示したように，フィラグリン遺伝子の変異に代表される皮膚のバリア機能障害は有力な候補の1つである．以前より日本アレルギー学会や日本皮膚科学会が提唱してきたAD治療の三本柱の中の1つが「スキンケア」であることからもわかるように[4]（図2），ADの病態形成の重要な要素としての皮膚バリア機能障害の存在は，不明確ではあったが広く認識されており，そのことについては，以前にもさまざまな検討がなされてきた[5,6]．そのような状況下，2006年，フィラグリン遺伝子変異とADとの関連が報告され[7]て以来，皮膚バリア機能障害の方面からADの病態を検討することについてさらなる注目が集まることになった．フィラグリンが皮膚バリア機能を構成する要素の1つであることから，その遺伝子に変異が存在することは，少なからず，本来の皮膚がもつバリア機能の低下につ

ながる可能性が高まり，バリア機能低下が起こるならば，外来性のアレルゲンの易侵入，持続的侵入，ひいてはADの発症，あるいは増悪の一因となるだろうと考えられるわけである．このような考え方を裏付ける基礎的なデータもあり[8-10]，ある程度は実臨床を反映していると考えられる．ただし，AD全体に占めるフィラグリン遺伝子変異例は30％程度とする報告が多く，また，フィラグリンのみで皮膚バリア機能が構成されているわけではないこと，さらに，フィラグリン遺伝子変異をもつ正常形質の人々も多くいることなどから，正常な機能をもつフィラグリンの皮膚における発現が低下することは，ADの発症，増悪要因のうちの有力な要因のようには思われるが，あくまでもその1つの候補になりうる，と考えるほうが無難であろう．

ところで，皮膚バリア機構を構成する蛋白質はフィラグリンのみではないが，いわゆるtype2のサイトカインの存在下でこれら蛋白質の多くは発現が低下することが知られており[11]，ADにおける皮膚バリア機能障害は，その発症や症状の維持にかなり本質的な役割を果たしていることは推察できる．

一方，IgE抗体の産生過多はADにおいてよくみられる現象であり，Th2型免疫反応の亢進がADの発症あるいは増悪要因の1つでないだろうか，とする考え方は以前より存在した．Intrinsic ADあるいはnon-type 2 immune response AD（IgE正常），extrinsic ADあるいはtype 2 immune response AD（IgE高値）が存在するという考え方[12]もあるが，血中のIgE抗体の高低にかかわらず，炎症皮膚局所においは，Th2型免疫を司る，いわゆるTh2細胞の病態への積極的な参加は観察されており[13]，すべてのADの症例において，Th2型免疫反応の亢進が，程度の多寡はあれ，その病態形成に関与していることが推察されていた．実際，上述のように，Th2型免疫反応の亢進は，皮膚バリア機能を担当するさまざまな分子の産生を抑制することが報告されている[11]．また，筆者らも，ヒトの表皮角

化細胞や線維芽細胞，あるいは血管内皮細胞をIL-4で刺激することによって，エオタキシン3，あるいは細胞接着因子の産生増強がみられるといった結果を報告している[14, 15]．さらに，末梢感覚神経の細胞表面に機能的なIL-4受容体が発現していることも確認され，これらTh2型サイトカインが，皮膚バリア機能，皮膚局所のアレルギー性炎症反応に影響を与えるのみならず，ADの主たる自覚症状である痒みに対しても大きな影響を与えていることが判明している[16]．

さて，その「痒み」であるが，「痒み」はADの病態形成の重要な要素としてある自覚症状である．そもそも痒みは，「掻破したいという衝動を起こさせる不快な感覚」と定義される，皮膚や粘膜の一部で起こる感覚であり，この感覚によって掻破行動が起き，結果として外部より侵入した異物を排出するという生物学的意義のある感覚である．しかしながら，ADにおいては，「痒み」のコントロールが不全をきたしている状況にあり，いわゆるitch-scratch cycleが回り続けるために皮膚症状の悪化が持続していくと考えられる．すなわち，hyperknesis（痒み過敏の状態）とalloknesis（通常痒みを起こさない刺激などで痒みが起こる状態）が多分に併存している状況がある．さらに，ADの痒みの多くは非ヒスタミン性の痒みであり，抗ヒスタミン薬が有効でないこともよく経験される．近年，ADにおける痒み感覚に重要な役割を果たすものとして，ADの病態形成に少なからず参加していることが判明している各種サイトカインがある．前述したようにtype 2サイトカインが痒みに影響を与えること，同じく，IL-17やTSLP，IL-31[17, 18]など，さまざまなサイトカインがADの痒み感覚に重要な役割を果たしていることが判明している．

これら3つの要素については，それぞれが互いを増悪の方向に誘導するような悪化の相関関係を持っており，ADを治療介入によって寛解から無理のない寛解維持に導入するためには，これらの相関をシャットアウトすることが理想である．のちに述べるように，現在，ADのさまざまな新規治療薬の開発がなされており，すでにそのうちのいくつかは実臨床に供されているが，それらの開発コンセプトの根幹は，これらの基盤となるメカニズムの各ポイントをターゲットにする，分子標的のタイプの治療薬開発が主流となっている．これら新規治療薬物については，最適の使用法（対象，出口戦略，医療経済面など）が不明瞭なところはあるものの，治療効果については大いに期待ができるようである．

3. アトピー性皮膚炎の治療

総論

ADの治療を考えるときに，頭に置いておくべき治療指針のあらましは図2のようである．これはAD診療ガイドラインで繰り返し掲げられているもので，シンプルながら必要十分な指針が示されていると考える．文章で記すならば，「確実な根拠をもってADと診断された患者に対して，重症度に見合った適切な薬物治療を，増悪因子対策ならびにスキンケアの励行とあわせて行っていく」ということになるであろう．実際の臨床の現場では，標準的な治療を行っているつもりでも治療に難渋する患者との遭遇はまれなことではない．その際にもこの診療指針を常に念頭に置き，現在行われている治療を再検討するべきである．すなわち，診断は間違いないのか，重症度に見合った薬剤選択をしているのか，あるいはその薬剤が正しく使用されているのか，さらには見落としている増悪要因が存在してはいないか，といったことを常に再検討していくことが必要となる．近年は重症度評価にしても複数の客観的指標，さらには複数の患者報告アウトカム（patient reported outcome；PRO）を利用して総合的に行っていくことが推奨されており，それは「寛解維持」を治療ゴールとして設定したうえで，医療者と患者が共同してそのゴールを目指して治療を行っていくという，いわゆるT2T（treat to target）のコンセプトをベースとした治療遂行が取り入れられつつあることにつながっている．

それでは，このようなAD治療の大まかな流れがあるなかで，具体的な薬物療法はどのような方針で行うべきであろうか．これについて参考になるのは，図3で示したアルゴリズムである．これは2021年末に公表された『アトピー性皮膚炎診療ガイドライン2021』[1]からのものであり，これまでにある治療の整理と，新規治療薬物の位置づけとし

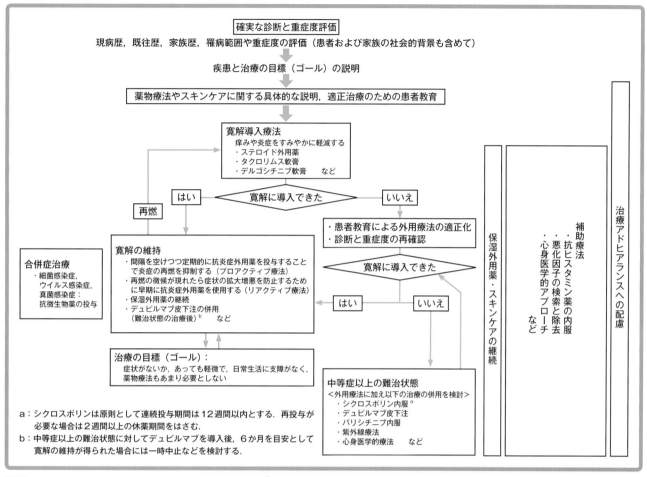

図3 アトピー性皮膚炎の診断・治療アルゴリズム（文献[1]より引用）

て，現時点で無理がなく，大筋で納得のいくものである．

これからも治療薬については新規のものが登場することが予定されており，ガイドライン自体は数年単位でアップデートされていくものと考えるが，外用療法を基本として，難治例などで全身療法の導入を検討し，無理のない寛解維持を目指す，という基本ラインはしばらく変わらないであろうと考えられる．

各論

外用薬

なによりも，外用薬という形態による薬物投与は，最も安全性が高い（全身への影響が最も少ない）薬物投与法と考えられる．さらに，局所に投与する薬物量をある程度自在に調節できることも大きな利点と考えられる．多くの皮膚疾患治療において，もちろんADの治療においても欠かさざるべき，中心的な役割を果たす薬物である．

保湿外用薬

保湿外用薬は，バリア機能を補完し，表皮内神経線維の増生と物理的刺激による同神経線維の興奮を抑制することを介して痒みをも軽減すると考えられる．したがって，ADに対して最も基本となる治療薬であり，有効性も高いと考えられる．なお，2014年，出生直後より保湿剤を積極的に使用することにより，アトピー性皮膚炎の発症の予防となる可能性が高まった，とする報告がなされた[19, 20]．皮膚バリア機能の障害という見地からのアトピー性皮膚炎発症，増悪を考えたときに，非常に重要となる報告であるが，その後相反する報告もなされ[21, 22]，現時点ではっきりとした結論が出ていない状況である．

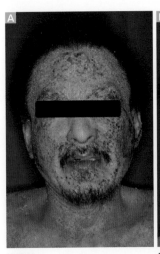
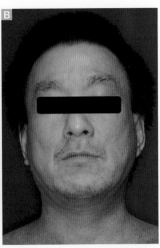

治療前　　　　　　　治療後

図4 ステロイド外用薬で治療を行った成人アトピー性皮膚炎の男性例

副腎皮質ステロイド外用薬

　ステロイド外用薬はさまざまな炎症性皮膚疾患の治療に使用される薬物であり，とくに最近新規治療薬の参入が続いているAD治療においても，なお基本となる薬物であり，最新のガイドラインにおいても，推奨度1，エビデンスレベルAと高く評価されている[1]．実際，皮膚症状の重症度に合った効力をもつステロイドを十分に外用することにより，多くの炎症性皮膚疾患は治療されうる（図4）．

　ステロイド外用薬を使っていくときに注意すべき基本として，ステロイド外用薬のランク，基質によるステロイド経皮吸収の違い，皮膚の部位によるステロイド経皮吸収の違いなどを押さえておく必要がある．ステロイド外用薬による副作用についても知っておく必要がある．局所的な副作用としては，皮膚の萎縮，菲薄化，毛細血管拡張がある．また，酒さ様皮膚炎，さらには，接触皮膚炎（主剤，あるいは配合の抗生物質など）もときどき経験される．なお，全身的副作用については，通常の使用法によっては起こるとしてもかなりの低頻度であると考えられている[1]．さらに，実際の臨床現場において重要と考えられる概念を2つ記しておく．

①FTU（finger tip unit）

　外用薬がその効果を十分に発揮するためには，必要十分な量の外用薬を使用することが肝要である．その目安として，近年導入されている考え方がFTUである．第2指の先端から第一関節部まで，口径5 mmのチューブから押し出

された外用薬の量がおよそ0.5 gになるとされており，これが英国成人の手掌で2枚分，すなわち，成人の体表面積のおよそ2%に対する適量である，とする考え方である[1]．これが万人にとって最適な外用量なのかどうか，あるいは，チューブによっては量に差が出ることなど，いくつかの問題はあるにせよ，患者への指導の目安としては使いやすい．この量を1つの基準として指導し，治療効果などと鑑みて調整していくことになるだろう．

②プロアクティブ療法

　外用薬を中心としたいわゆる標準的な治療によってADの症状の改善が得られた（寛解導入）後に，その改善を維持していくことが重要となる．2000年代半ばから提唱されるようになってきたタクロリムス含有／ステロイド外用薬によるプロアクティブ療法[23, 24]は，寛解維持を実現するうえで十分に考慮されるべき治療法と考えられる．

　まず，徹底したリアクティブ療法により寛解導入に持っていくことが前提となる．その後，プロアクティブ療法のフェーズに入る．具体的には，寛解導入された状態を保ちつつ外用薬使用の頻度をできるかぎり機械的に減らしていき，最終的に週2回程度の外用頻度に持って行ったあと，しばらくの間はその頻度をキープする．ADの治療経過を経時的かつ病理組織学的に追った検討では，炎症が鎮静され，一見正常にみえる皮膚においても，表皮の海綿状態がみられることや，軽度ではあっても炎症細胞の浸潤が残存していることが報告されている[25]．このような知見は，このプロアクティブ療法に妥当性を付与すると考えられる．

免疫抑制剤含有外用薬

　免疫抑制剤含有外用薬は，ADにおける治療において皮膚の炎症を鎮静させる目的で使われる外用薬として，ステロイド外用薬とともに広くその効果が認識されている薬物である．日本では1999年よりタクロリムス含有軟膏が使用されており，0.1%濃度の成人用と0.03%濃度の小児用の各軟膏が利用可能である．

　タクロリムスは細胞質内の蛋白質（FK506 binding protein）と結合して複合体をつくり，この複合体がカル

シニューリンという細胞の活性化に重要な役割を果たす脱リン酸化酵素の活性化を阻害することによってなされる免疫抑制作用をもつ[26]．タクロリムス（水和物）は分子量が大きいため（分子量822），バリア機能の低下した皮膚局所（＝病変部）においてはよく吸収されるが，炎症が鎮静化し，バリア機能が正常化してくると吸収されにくくなると考えられる．このことは，「効かせたいときにだけ効かせられる」という，外用薬として理想的な側面である．

本軟膏を外用した際の刺激感は多くの症例においてみられ，注意が必要である．実際には，数日間継続して外用しているうちに刺激感は軽快することが多く，本軟膏を使用開始時，患者によく説明しておくことが重要である．

また，タクロリムス含有軟膏と発がんリスク，さらにはリンパ腫の発症リスクという問題に関しては，2015年にシステマティックレビューも報告されているが，どちらについても有意なものはない，とするエビデンスが集積されている[1, 27, 28]．もちろん，引き続き長期にわたる観察と解析は必要である．

JAK阻害剤含有外用薬

現時点ではデルゴシチニブ含有軟膏のみがAD治療薬として保険適用されている．JAK（janus kinase）は，多くのサイトカインの細胞内情報伝達に重要な役割を果たすことが知られている．サイトカインが受容体に結合し受容体が活性化したあと，引き続きJAKが活性化し，その情報をSTAT（signal transducer and activator of transcription）へ伝達し，一連の遺伝子発現が引き起こされる（JAK-STAT情報伝達経路）．デルゴシチニブはJAK阻害薬であり，JAKファミリーのキナーゼすべて（JAK1，JAK2，JAK3，TYK2）を阻害する[29]．ADの病態にはさまざまなサイトカインが重要な役割を果たしていることが明らかになっているが，その多くはJAK-STAT情報伝達経路を利用しており，すべてのJAKを阻害するデルゴシチニブはADの治療に有効であることが予想された．実際，中等症以上の成人AD患者を対象としたデルゴシチニブ含有軟膏の臨床試験の結果は良好であり[30-32]，2020年に本邦においてADの治療薬として保険適用され，ステロイド外

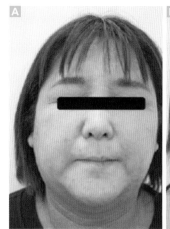
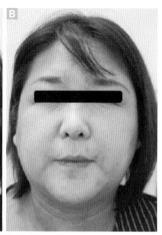

使用前　　　　　　　　　　使用後

図5 デルゴシチニブ軟膏により顔面の紅斑改善がみられた成人アトピー性皮膚炎の女性例

用薬，タクロリムス含有軟膏に続く第3の外用薬として多くのAD患者に使用されるようになった．0.5%と0.25%の2濃度が利用でき，後者は小児用とされている．1日2回の外用で，1回あたりの使用量は5 gを上限とすることが定められているため，外用部位を検討のうえ使用することになる．基本的には使用部位は選ばないが，上記を理由として，また，タクロリムス含有軟膏に比して刺激感が少ないこともあり，臨床の現場では，タクロリムス含有軟膏が使われてきた頭頸部に使用されることが多い（図5）．局所副作用として，毛包炎や痤瘡，カポジ水痘様発疹症や単純疱疹といったヘルペスウィルス感染症に注意する必要がある．過量投与により経皮的に吸収されたデルゴシチニブによって全身性の副作用が起こる可能性は指摘されており，具体的な全身性の副作用としては，悪性腫瘍の発症リスクの増加が考えられる．したがって，上述した使用量については遵守する必要がある[33]．

PDE4阻害薬含有外用薬

PDE4（phosphodiesterase）は，T細胞や好酸球など炎症細胞内で発現する細胞内サイクリックアデノシン一リン酸（cAMP）レベルの重要な調節因子である．さまざまな皮膚疾患の病態においてPDE4の関与が解明されており，アトピー性皮膚炎の病態にも重要な役割を果たしていることが報告されている[34]．PDE4阻害薬はPDE4を阻害することによって細胞内cAMPレベルを増加させ，

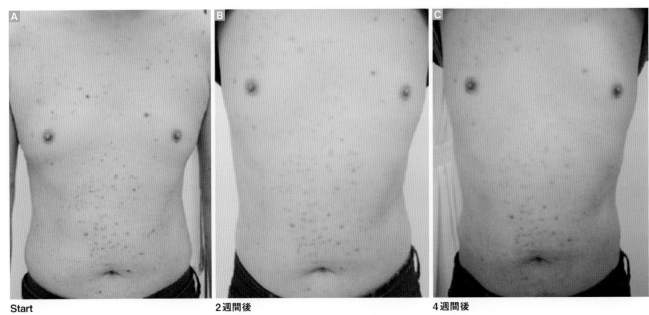

Start　**2週間後**　**4週間後**

図6 JAK阻害薬内服によって皮疹の改善がみられた成人アトピー性皮膚炎の男性例

それにより炎症性サイトカインの産生を抑制するなどの作用があり，アトピー性皮膚炎の治療薬として有力と考えられている[34]．皮膚局所の炎症反応の抑制と，IL-4やIL-31といった痒みに関係するサイトカインの産生抑制が見込まれるため，痒みに対しても良好な治療効果を発揮すると考えられる．ジファミラストは外用薬として開発され，施行された臨床治験の結果も良好であり[35-38]，2022年に新規外用薬物として臨床現場に登場した．これから実臨床でのデータの蓄積が始まり，適切な使用法が検討されていくと思われる．

内服薬

抗ヒスタミン薬

　最新のガイドラインにおける抗ヒスタミン薬の位置づけは，アレルギー性鼻炎，結膜炎，蕁麻疹などADで高率にみられる合併症の症状を緩和する効果と併せて，「非鎮静性第二世代抗ヒスタミン薬の使用はアトピー性皮膚炎における抗炎症外用治療の補助療法として提案される」（CQ8：推奨度2，エビデンスレベルB）となっている[1]．なお，抗ヒスタミン薬単剤での治療効果については，信頼できるエビデンスは存在しない．

免疫抑制薬

　本邦では2008年10月，16歳以上の既存治療で十分な効果が得られない最重症AD患者にシクロスポリンの適用が追加された．国内外においてADに対する有効性が示されており，最新のガイドラインでも推奨度2，エビデンスレベルAと評価されている[1]．腎機能障害や高血圧の発症など，長期使用による安全性が確立していないことから，用量（3〜5 mg/kg/日），期間（12週以内）をしっかり遵守して使用していくことが求められる[1]．

JAK阻害薬

　2022年1月現在，本邦でADの治療薬として保険適用されているJAK阻害内服薬は，JAK1/2阻害薬であるバリシチニブ，JAK1阻害薬であるウパダシチニブとアブロシチニブである．JAK阻害薬の概要についてはJAK阻害剤含有外用薬の項に記してある．複数の臨床試験の結果は，JAK阻害薬内服による明らかなADの皮膚症状改善，掻痒の改善を示しており，また，早期から（〜2週間）有意な治療効果を発揮することも示している[39-41]（図6）．注意を払うべきは，副反応の問題である．ADの臨床試験においては，あまり重篤な有害事象が報告されてはいないが，単純ヘルペス感染症や痤瘡，上気道感染症などは用量依存性の発症が報告されている[39-41]．また，機序ははっきりしないようであるが，クレアチンキナーゼ（creatine kinase；CK）もまた用量依存性に上昇する例があることや，頻度

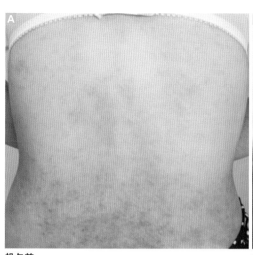
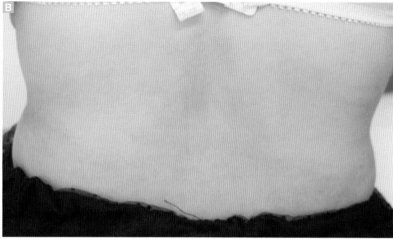

投与前 　　　　　　　　　　　　　　　　投与後（3か月）

図7 デュピルマブ投与によって皮疹の改善がみられた成人アトピー性皮膚炎の女性例

は少ないものの，深部静脈血栓症，心血管系事象などの発症が報告されている[39-41]．したがって，本薬物をADに使用する際には，事前のスクリーニング検査と投与中のモニタリング検査を定期的に施行することが日本皮膚科学会から推奨されており，詳細はそれぞれの「最適使用推進ガイドライン」[39-41]をよく理解しておくべきである．

注射薬

デュピルマブ（抗IL-4受容体抗体）

デュピルマブは，完全ヒト化抗IL-4受容体α鎖抗体であり，IL-4とIL-13という，Th2型免疫を代表するサイトカインの細胞内へのシグナル伝達を阻害する．すなわち，Th2型免疫反応を抑制することによってADに対する治療効果を発揮する薬物であると考えられる．2018年4月に，本邦初のADに対する生物学的製剤として使用されることとなった．本薬物によるADを対象とした治験の結果は，SOLO試験，あるいはCHRONOS試験として，2014年〜2017年に論文として報告されており[42-44]，良好な治療効果が期待された．実際，使用開始より2022年1月現在で4年弱が経過しているが，眼周囲の炎症反応の出現以外に大きな副反応の報告がなく，また，作用機序から推測されるとおりの良好な抗皮膚炎症効果と鎮痒効果とをあわせて，AD治療に非常に有効な薬物であると評価されている（図7）．なお，使用するにあたっては，「最適使用推進ガイドライン」をよく理解しておくべきである[45]．他疾患への適用も順次拡大しており，2019年には気管支喘息に，2020年には慢性副鼻腔炎に対する保険適用がされている．

ネモリズマブ（抗IL-31受容体抗体）

IL-31は，2004年にDillonらによりクローニングされた比較的新しいサイトカインである[46]．活性化されたT細胞，とくに，Th2型のCD4陽性T細胞が主たる産生ソースと考えられる．受容体はIL-31RAとoncostatin M receptor（OSMR）よりなるヘテロダイマーであり，活性化マクロファージ，好酸球，好塩基球，表皮角化細胞，そして後根神経節などに発現していることがわかった[46]．その後の研究により，IL-31は末梢神経に発現する機能的IL-31受容体に作用することでヒスタミン非依存性の痒みを誘発するサイトカインであることが明らかになった．現在，IL-31の働きを抑制する，ヒト化抗ヒトIL-31RA抗体であるネモリズマブが開発され，ADを対象とした臨床治験が行われ，とくに痒みに対しては顕著な有効性を示し，さらに皮膚症状の改善も認めた[47]．このような臨床治験の結果を基に，2022年8月，本薬がアトピー性皮膚炎の治療薬物として臨床の場に登場することとなった．まだ登場して間もない薬物であり，これから実臨床におけるデータが蓄積されていくと思われる．

おわりに

ADの定義，診断から現在考えられている病態形成機序，

さらには治療の方針と各種薬物に関して概説した．ADは新規治療薬開発のターゲット疾患となっており，新しい機序をもつ治療薬が次々に登場する状況がしばらく続くようである．それら治療薬の反応性をみて病態形成機序に新知見がみいだされるという最近よくある逆向きの状況も予想され，これまでの常識が短期間で更新されていくだろうと考えている．読者の皆さんも，知識の更新を常に心がけて，日常の医療行為に邁進していただきたい．

参考・引用文献

1) 公益社団法人日本皮膚科学会. 一般社団法人日本アレルギー学会. アトピー性皮膚炎診療ガイドライン作成委員会：アトピー性皮膚炎診療ガイドライン2021. 日皮会誌, 131：2691-2777, 2021.

2) Czarnowicki T, He H, Krueger JG, *et al.*: Atopic dermatitis endotypes and implications for targeted therapeutics. *J Allergy Clin Immunol*, 143: 1-11, 2019.

3) 井川 健：アトピー性皮膚炎治療の最近の進歩と展望. アレルギー・免疫, 18：1158-1166, 2011.

4) 河野陽一・山本昇壯（監修）：アトピー性皮膚炎治療ガイドライン2008. 厚生労働科学研究, 2008.

5) Berth-Jones J, Damstra RJ, Golsch S, *et al.*: Twice weekly fluticasone propionate added to emollient maintenance treatment to reduce risk of relapse in atopic dermatitis: randomised, double blind, parallel group study. *BMJ*, 326: 1367, 2006.

6) Szczepanowska J, Reich A, & Szepietowski JC: Emollients improve treatment results with topical corticosteroids in childhood atopic dermatitis: a randomized comparative study. *Pediatr Allergy Immunol*, 19: 614-618, 2008.

7) Palmer CN, Irvine AD, Terron-Kwiatkowski A, *et al.*: Common loss-of-function variants of the epidermal barrier protein filaggrin are a major predisposing factor for atopic dermatitis. *Nat Genet*, 38: 441-446, 2006.

8) Fallon PG, Sasaki T, Sandilands A, *et al.*: A homozygous frameshift mutation in the mouse Flg gene facilitates enhanced percutaneous allergen priming. *Nat Genet*, 41: 602-608, 2009.

9) Scharschmidt TC, Man MQ, Hatano Y, *et al.*: Filaggrin deficiency confers a paracellular barrier abnormality that reduces inflammatory thresholds to irritants and haptens. *J Allergy Clin Immunol*, 124: 496-506, 2009.

10) Novak N, Baurecht H, Schäfer T, *et al.*: Loss-of-function mutations in the filaggrin gene and allergic contact sensitization to nickel. *J Invest Dermatol*, 128: 1430-1435, 2008.

11) Howell MD, Kim BE, Gao P, *et al.*: Cytokine modulation of atopic dermatitis filaggrin skin expression. *J Allergy Clin Immunol*, 120: 150-155, 2007.

12) Tokura Y: Extrinsic and intrinsic types of atopic dermatitis. *J Dermatol Sci*, 58: 1-7, 2010.

13) Suárez-Fariñas M, Dhingra N, Gittler J, *et al.*: Intrinsic atopic dermatitis shows similar TH2 and higher TH17 immune activation compared with extrinsic atopic dermatitis. *J Allergy Clin Immunol*, 132: 361-370, 2013.

14) Igawa K, Satoh T, Hirashima M, *et al.*: Regulatory mechanisms of galectin-9 and eotaxin-3 synthesis in epidermal keratinocytes: possible involvement of galectin-9 in dermal eosinophilia of Th1-polarized skin inflammation. *Allergy*, 61: 1385-1391, 2006.

15) Miyazaki Y, Satoh T, Nishioka K, *et al.*: STAT-6-mediated control of P-selectin by substance P and interleukin-4 in human dermal endothelial cells. *Am J Pathol*, 169: 697-707, 2006.

16) Yang TB, & Kim BS: Pruritus in allergy and immunology. *J Allergy Clin Immunol*, 144: 353-360, 2019.

17) Fowler E, & Yosipovitch G: A New Generation of Treatments for Itch. *Acta Derm Venereol*, 100: adv00027, 2020.

18) Toyama S, Tominaga M, & Takamori K: Connections between Immune-Derived Mediators and Sensory Nerves for Itch Sensation. *Int J Mol Sci*, 22: 12365, 2021.

19) Horimukai K, Morita K, Narita M, *et al.*: Application of moisturizer to neonates prevents development of atopic dermatitis. *J Allergy Clin Immunol*, 134: 824-830, 2014.

20) Simpson EL, Chalmers JR, Hanifin JM, *et al.*: Emollient enhancement of the skin barrier from birth offers effective atopic dermatitis prevention. *J Allergy Clin Immunol*, 134: 818-823, 2017.

21) Skjerven HO, Rehbinder EM, Vettukattil R, *et al.*: Skin emollient and early complementary feeding to prevent infant atopic dermatitis (PreventADALL): a factorial, multicentre, cluster-randomised trial. *Lancet*, 395: 951-961, 2020.

22) Chalmers JR, Haines RH, Bradshaw LE, *et al.*: Daily emollient during infancy for prevention of eczema: the BEEP randomised controlled trial. *Lancet*, 395: 962-972, 2020.

23) Wollenberg A, Reitamo S, Girolomoni G, *et al.*: Proactive treatment of atopic dermatitis in adults with 0.1% tacrolimus ointment. *Allergy*, 63: 742-750, 2008.

24) Peserico A, Städtler G, Sebastian M, *et al.*: Reduction of relapses of atopic dermatitis with methylprednisolone aceponate cream twice weekly in addition to maintenance treatment with emollient: a multicentre, randomized, double-blind, controlled study. *Br J Dermatol*, 158: 801-807, 2008.

25) Finlay AY, Nicholls S, King CS, *et al.*: The 'dry' non-eczematous skin associated with atopic eczema. *Br J Dermatol*, 103: 249-256, 1980.

26) Stepkowski SM: Molecular targets for existing and novel immunosuppressive drugs. *Expert Rev Mol Med*, 2: 1-23, 2000.

27) Cury Martins J, Martins C, Aoki V, *et al.*: Topical tacrolimus for atopic dermatitis. *Cochrane Database Syst Rev*, 2015: CD009864, 2015.

28) Legendre L, Barnetche T, Mazereeuw-Hautier J, *et al.*: Risk of lymphoma in patients with atopic dermatitis and the role of topical treatment: A systematic review and meta-analysis. *J Am Acad Dermatol*, 72: 992-1002, 2015.

29) Tanimoto A, Ogawa Y, Oki C, *et al.*: Pharmacological properties of JTE-052: a novel potent JAK inhibitor that suppresses various inflammatory responses *in vitro* and *in vivo*. *Inflamm Res*, 64: 41-51, 2015.

30) Nakagawa H, Nemoto O, Igarashi A, *et al.*: Efficacy and safety of topical JTE-052, a Janus kinase inhibitor, in Japanese adult patients with moderate-to-severe atopic dermatitis: a phase Ⅱ, multicentre, randomized, vehicle-controlled clinical study. *Br J Dermatol*, 178: 424-432, 2018.

31) Nakagawa H, Nemoto O, Igarashi A, *et al.*: Delgocitinib ointment, a topical Janus kinase inhibitor, in adult patients with moderate to severe atopic dermatitis: A phase 3, randomized, double-blind, vehicle-controlled study and an open-label, long-term extension study. *J Am Acad Dermatol*, 82: 823-831, 2020.

32) Nakagawa H, Nemoto O, Igarashi A, *et al.*: Long-term safety and efficacy of delgocitinib ointment, a topical Janus kinase inhibitor, in adult patients with atopic dermatitis. *J Dermatol*, 47: 114-120: 2020.

33) デルゴシチニブ軟膏（コレクチム®軟膏0.5%）安全使用マニュアル作成委員会：デルゴシチニブ軟膏（コレクチム®軟膏0.5%）安全使用マニュアル．日皮会誌，130：1581-1588，2020.

34) Li H, Zuo J, & Tang W: Phosphodiesterase-4 Inhibitors for the Treatment of Inflammatory Diseases. *Front Pharmacol*, 9: 1048, 2018.

35) Saeki H, Kawashima M, Sugaya S, *et al.*: Efficacy and safety of topical OPA-15406, a new phosphodiesterase 4 inhibitor, in Japanese patients with atopic dermatitis for 8 weeks: A phase 2, randomized, double-blind, placebo-controlled study. *J Dermatol*, 46: 672-679, 2019.

36) Saeki H, Baba N, Oshiden K, *et al.*: Phase 2, randomized, double-blind, placebo-controlled, 4-week study to evaluate the safety and efficacy of OPA-15406 (difamilast), a new topical selective phosphodiesterase type-4 inhibitor, in Japanese pediatric patients aged 2-14 years with atopic dermatitis. *J Dermatol*, 47: 17-24, 2020.

37) Saeki H, Baba N, Ito K, *et al.*: Difamilast, a selective phosphodiesterase 4 inhibitor, ointment in paediatric patients with atopic dermatitis: a phase Ⅲ randomized double-blind, vehicle-controlled trial. *Br J Dermatol*, 186: 40-49, 2020.

38) Saeki H, Ito K, Yokota D, *et al.*: Difamilast ointment in adult patients with atopic dermatitis: A phase 3 randomized, double-blind, vehicle-controlled trial. *J Am Acad Dermatol*, 86: 607-614, 2022.

39) 厚生労働省：最適使用推進ガイドライン バリシチニブ（販売名：オルミエント錠2 mg, オルミエント錠4 mg）～アトピー性皮膚炎～. https://www.pmda.go.jp/files/000238112.pdf（2022年10月閲覧）

40) 厚生労働省：最適使用推進ガイドライン ウパダシチニブ水和物（販売名：リンヴォック錠7.5 mg, リンヴォック錠15 mg, リンヴォック錠30 mg）～アトピー性皮膚炎～. https://www.pmda.go.jp/files/000243653.pdf（2022年10月閲覧）

41) 厚生労働省：最適使用推進ガイドライン アブロシチニブ（販売名：サイバインコ錠200 mg, サイバインコ錠100 mg, サイバインコ錠50 mg）～アトピー性皮膚炎～. https://www.mhlw.go.jp/hourei/doc/tsuchi/T211125I0010.pdf（2022年10月閲覧）

42) Beck LA, Thaçi D, Hamilton JD, *et al.*: Dupilumab treatment in adults with moderate-to-severe atopic dermatitis. *N Engl J Med*, 371: 130-139, 2014.

43) Simpson EL, Bieber T, Guttman-Yassky E, *et al.*: Two Phase 3 Trials of Dupilumab versus Placebo in Atopic Dermatitis. *N Engl J Med*, 375: 2335-2348, 2016.

44) Blauvelt A, de Bruin-Weller M, Gooderham M, *et al.*: Long-term management of moderate-to-severe atopic dermatitis with dupilumab and concomitant topical corticosteroids (LIBERTY AD CHRONOS): a 1-year, randomised, double-blinded, placebo-controlled, phase 3 trial. *Lancet*, 389: 2287-2303, 2017.

45) 厚生労働省：最適使用推進ガイドライン デュピルマブ（遺伝子組換え）（販売名：デュピクセント皮下注300 mgシリンジ，同皮下注300 mgペン）～アトピー性皮膚炎～. https://www.pmda.go.jp/files/000237674.pdf（2022年10月閲覧）

46) Dillon SR, Sprecher C, Hammond A, *et al.*: Interleukin 31, a cytokine produced by activated T cells, induces dermatitis in mice. *Nat Immunol*, 5: 752-760, 2004.

47) Kabashima K, Matsumura T, Komazaki H, *et al.*: Trial of Nemolizumab and Topical Agents for Atopic Dermatitis with Pruritus. *N Engl J Med*, 383: 141-150, 2020.

Profile

井川 健（いがわ けん）
獨協医科大学 医学部 皮膚科学講座 主任教授
1995年 東京医科歯科大学 医学部 医学科 卒業，同 大学院 医学研究科 入学（皮膚科学），1998年 ボン大学 皮膚科 postdoctoral fellow（ドイツ連邦共和国，Thomas Bieber教授），1999年 東京医科歯科大学大学院 修了（医学博士），2002年 東京医科歯科大学 皮膚科学分野 助手，2002年 東京都立墨東病院 皮膚科 医員，2003年 東京医科歯科大学 皮膚科学分野 助手，2006年 同 講師，2009年 大阪大学 皮膚科学講座 講師，2012年 東京医科歯科大学 皮膚科学講座 講師，2015年 同 准教授，2017年 獨協医科大学 皮膚科学講座 主任教授，2018年 獨協医科大学病院 アレルギーセンター 副センター長 兼任，現在に至る.

5 食物アレルギー

佐藤さくら

国立病院機構 相模原病院 臨床研究センター アレルギー性疾患研究部
食物アレルギー研究室 室長

Point 1 食物アレルギーの定義を理解し，臨床病型の違いを説明できる．

Point 2 食物アレルギーの原因食物を診断し，適切な管理ができる．

Point 3 食物経口負荷試験の目的を理解し，実施方法を説明できる．

Point 4 アレルギー症状出現時に適切な治療を選択できる．

はじめに

食物アレルギーは「食物によって引き起こされる抗原特異的な免疫学的機序を介して生体にとって不利益な症状が惹起される現象」と定義される[1]．食物アレルギーは一般的に小児に多いため，これまで小児を対象とした診療体系が整えられてきた．しかし，近年は大人の食物アレルギー患者も増加し，一般診療を行ううえで食物アレルギーの診療スキルは必要である．本稿では，ガイドラインをもとにした食物アレルギーの診断・治療について解説する．

1. 臨床型分類

食物アレルギーは，IgE依存性と非IgE依存性が存在する．最も多いのはIgE依存性食物アレルギーであるが，非IgE依存性の病態を持つ消化管アレルギーとその関連疾患も存在する．主な臨床型について以下に解説する．

IgE依存性食物アレルギーの臨床型分類（表1）[4]

食物アレルギーの関与する乳児アトピー性皮膚炎

乳児アトピー性皮膚炎に合併して認められるタイプで，食物が湿疹の増悪に関与する．原因食物の摂取によって即時型症状を誘発することもある．ただし，すべての乳児アトピー性皮膚炎に食物が関与しているわけではない．

即時型症状

原因食物を摂取後，通常は2時間以内にアレルギー症状を起こすタイプ．

食物依存性運動誘発アナフィラキシー（FDEIA）

食物依存性運動誘発アナフィラキシー（food-dependent exercise-induced anaphylaxis；FDEIA）とは，原因食物を摂取後に運動することによってアナフィラキシーが誘発される病態である．原因食物摂取から2時間以内に誘発されることが多い．

表1 IgE依存性食物アレルギーの臨床型分類（文献[14]より引用）

臨床型	発症年齢	頻度の高い食物	耐性獲得（寛解）	アナフィラキシーショックの可能性	食物アレルギーの機序
食物アレルギーの関与する乳児アトピー性皮膚炎	乳児期	鶏卵，牛乳，小麦など	多くは寛解	（+）	主にIgE依存性
即時型症状（蕁麻疹，アナフィラキシーなど）	乳児期〜成人期	乳児〜幼児：鶏卵，牛乳，小麦，ピーナッツ，ナッツ類，魚卵など / 学童〜成人：甲殻類，魚類，小麦，果物類，ナッツ類など	鶏卵，牛乳，小麦は寛解しやすい その他は寛解しにくい	（++）	IgE依存性
食物依存性運動誘発アナフィラキシー（FDEIA）	学童期〜成人期	小麦，エビ，果物など	寛解しにくい	（+++）	IgE依存性
口腔アレルギー症候群（OAS）	幼児期〜成人期	果物，野菜，大豆など	寛解しにくい	（±）	IgE依存性

表2 新生児・乳児食物蛋白誘発胃腸症の臨床型分類（文献[14]より引用）

臨床型			発症年齢	主な症状	診断	頻度の高い食物	耐性獲得（寛解）
新生児・乳児食物誘発胃腸症（Non-IgE-GIFAs）[*1]	FPIES[*2]	非固形	新生児期乳児期	嘔吐・下痢，時に血便	負荷試験	牛乳	多くは耐性獲得
		固形物	乳児期後半	嘔吐	負荷試験	大豆，コメ，鶏卵，小麦など	多くは耐性獲得
	FPIAP[*2]		新生児期乳児期	血便	除去（負荷）試験[*3]	牛乳	多くは耐性獲得
	FPE[*2]		新生児期乳児期	体重増加不良・嘔吐	除去試験[*3]・病理	牛乳	多くは耐性獲得

*1：新生児・乳児消化管アレルギーとも同義．　*2：英語名が一般的．　*3：我が国では行うが，国際的には不可試験は必須ではない．
FPIES：food protein-induced enterocolitis syndrome，　FPIAP：food protein-induced allergic proctocolitis，　FPE：food protein-induced enteropathy.

口腔アレルギー症候群（OAS）

　口腔アレルギー症候群（oral allergy syndrome；OAS）とは，口唇・口腔・咽頭粘膜におけるIgE抗体を介した即時型アレルギー症状を起こすタイプである．食物摂取直後から始まり，口唇・口腔・咽頭の痒み，咽頭違和感，血管浮腫などをきたす．花粉-食物アレルギー症候群ではOASを起こすことが多い．

消化管アレルギー

　消化管アレルギーとは，消化器症状を示すアレルギーの総称である．IgE依存性，非IgE依存性と両方の性質を持つ混合性の3つに分類される．

新生児・乳児食物蛋白誘発胃腸症

　主に非IgE依存性の機序により起こり，新生児・乳児期早期に嘔吐や血便などの症状で発症する（表2）[14]．最近増えている卵黄による"food protein-induced enterocolitis syndrome（FPIES）"も新生児・乳児食物蛋白誘発胃腸症に含まれる．FPIESは原因食物を摂取して数時間後に嘔吐，下痢など消化器症状を認める．

消化管アレルギー関連疾患

　好酸球が消化管に浸潤することで起こる．食道に好酸球浸潤がみられる好酸球性食道炎，食道以外の消化管に好酸球の高度な浸潤をきたす好酸球性胃腸炎に分けられる．ただし，一部は食物アレルゲンが同定されないこともある．

2. 疫学

　食物アレルギーは一般的に小児に多く，有症率は乳児が7.6〜10%，保育所児で4.0%，学童期以降で1.3〜4.5%とされる[2]．

　原因食物は臨床型により異なる．食物アレルギーの関与する乳児アトピー性皮膚炎では鶏卵，牛乳，小麦，FDEIAでは小麦，エビ，果物，OASでは果物，野菜，大豆などが主な原因食物である．「即時型症状」ではこれまで鶏卵，牛乳，小麦が3大原因食物であったが，最新の調

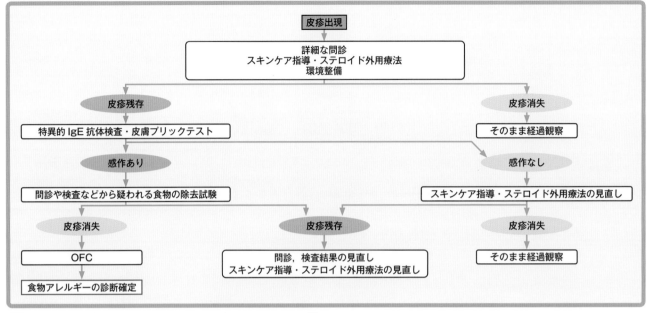

図1 食物アレルギーの関与する乳児アトピー性皮膚炎の診断（文献[14]より引用）

査結果では小麦に代わり，木の実類が第3位となった．年齢別の新規発症の原因食物では，乳児期は鶏卵，牛乳，1，2歳では鶏卵，木の実類，3～6歳では木の実類，魚卵，7～17歳では甲殻類，木の実類，18歳以上では小麦，甲殻類が上位2抗原であった．

乳幼児期に発症した食物アレルギーは，小学校入学までに鶏卵で73%，牛乳で85%，小麦で66%が耐性獲得し[3-5]，6歳時点で耐性獲得していない鶏卵アレルギーは，12歳までに61%が耐性獲得したという報告がある[6]．

3. 診断

食物アレルギーの診断は①特定の食物により症状が誘発されること，②それが特異的IgE抗体などの免疫学的機序を介する可能性があることを証明することで確定する．食物アレルギーを疑うのは，乳児アトピー性皮膚炎の症状に関連する場合と即時型症状をきたしたときである．

臨床型別の診断アプローチ

食物アレルギーの関与する乳児アトピー性皮膚炎の場合

診断のフローチャートを**図1**[14]に示す．このタイプでは，まず皮疹の症状を改善するために，詳細な問診を行ったうえ

で，適切なスキンケア指導，ステロイド外用療法，環境整備などを行う．皮疹が消失する場合はそのまま経過観察するが，皮疹が持続または対症療法を中止すると再燃する場合，または問診や食物日誌から特定の食物の摂取による皮疹増悪が疑われる場合には特異的IgE抗体検査などを行い，感作の有無を調べる．感作を認めた場合には，疑われる原因食物の摂取を1～2週間程度中止し（食物除去試験），皮疹が改善するかを確認する．食物除去試験にて皮疹が改善した場合，診断を確定するために食物経口負荷試験(以下：負荷試験)を行う．

母乳栄養や混合栄養の場合で，母親の食事内容が症状に関連しているケースでは母親の食事制限が必要となる．ただし，母親が原因食物を摂取した後の授乳により児が重篤な症状になることは少なく，母親は加工品程度の摂取はできることが多い．母親の食物除去が必要なのは一時的なので，食物除去は短期間に留める．

不適切な原因食物の除去は子どもの成長にも影響を与える．複数の抗原に感作を認めた場合には，すみやかに専門医へ紹介し，原因食物の除去や負荷試験を実施することが望ましい．

即時型症状

診断のフローチャートを**図2**[14]に示す．まず詳細に問診を行ったうえで疑わしい食物について**特異的IgE抗体検査**

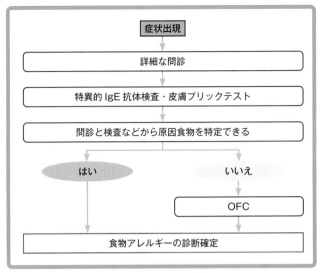

図2 即時型食物アレルギーの診断（文献[14]より引用）

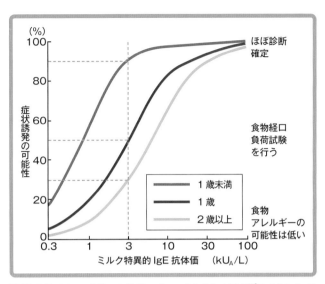

図3 症状誘発の可能性から診断アプローチを考える（文献[14]をもとに作成）

または皮膚プリックテストを行う．これらの検査結果と食物アレルギーの関与が疑われる食物が一致する場合は，食物アレルギーと診断できる．アレルギー症状かが疑わしい場合や複数の原因食物が疑われる場合には，負荷試験による確定診断を行う．

食物依存性運動誘発アナフィラキシー

　食事摂取後から2時間程度以内に運動によりアレルギー症状を起こした場合はFDEIAを疑う．詳細な問診と特異的IgE抗体検査または皮膚プリックテストにより疑わしい食物を絞り込むことから始める．これらにより原因食物が確定できない場合には，最重症例を除いて，誘発試験により原因食物を確定することが望ましい．ただし，FDEIAの症状は再現性が低いことが指摘されている．誘発試験が陰性の場合，原因食物であった可能性を否定するものではないため，注意が必要である．誘発試験は重篤な症状を起こす可能性があり，負荷試験の経験が豊富な専門施設で実施することが望ましい．

口腔アレルギー症候群

　疑わしい食物の摂取直後に症状を起こすことから，詳細な問診から疑わしい食物を絞り，特異的IgE抗体検査または皮膚プリックテストで感作の有無を確認する．果物や野菜は特異的IgE抗体検査より，果物や野菜そのものを用いたprick-to-prick testのほうが有用である．OASのうち花粉抗原に感作され，交差抗原性のある食物（主に果物や野菜）を摂取したときにアレルギー症状をきたすことがある（花粉-食物アレルギー症候群〔pollen-food allergy syndrome；PFAS〕）．

特異的IgE抗体検査の結果の解釈

　抗原特異的IgE抗体検査の陽性のみで食物アレルギーの診断はできない．ただし，特異的IgE抗体価は症状誘発の可能性をある程度予測できる（図3）[14]．そのため食物アレルギー診療においては，特異的IgE抗体検査は定量性が高い検査法（イムノキャップ®，アラスタット®3g Allergy，オリトン®IgE）を利用することが推奨されている[1]．図3に示すように，1歳の患者でミルク特異的IgE抗体価が3 kU$_A$/Lの場合，牛乳を摂取して症状が誘発される可能性は約50%となる[7]．このようなプロバビリティカーブは，牛乳だけでなく，鶏卵[7]，小麦[8,9]，大豆[8]，ピーナッツ[10]，イクラ[11]などで報告されている．症状誘発の可能性が非常に高い場合はおおむね食物アレルギーと診断し，確定診断のための負荷試験を急ぎ行う必要はない．一方，症状誘発の可能性が低い場合は自宅での摂取を開始できる．いずれにも該当しない場合には，負荷試験で診断を確定する．ただし，プロバビリティカーブは，年齢[7]，即時症状の既往[12]，負荷試験の総負荷量（食べる量）[13]などの影響を受けるため，報告されているカーブから個々の症例の症状誘発の可能性を正確に予測できるわけではない点には注意が必要である．

アレルゲンコンポーネント特異的IgE抗体検査の活用

アレルゲンを構成する個々の蛋白質成分をアレルゲンコンポーネントといい[14]，一部のアレルゲンコンポーネントに対する特異的IgE抗体検査は日常診療で利用できる．

卵アレルギー

オボムコイド特異的IgE抗体検査は卵白特異的IgE抗体検査より加熱卵アレルギーの診断有用性が高い[15]．卵白およびオボムコイド特異的IgE抗体価が高値の場合には，加熱卵の摂取によりアレルギー症状が起こる可能性が高い．Furuyaらの報告では，2〜5歳を対象とした場合，加熱卵1/2個相当の負荷試験が90%以上の確率で陽性となる特異的IgE抗体価は，卵白では算出できなかったが，オボムコイドでは50.0 U_A/mLであった[16]．また，非加熱卵（生卵）1/4個相当の負荷試験が90%以上の確率で陽性となる特異的IgE抗体価は，卵白では11.5 U_A/mL，オボムコイドでは6.1 U_A/mLであった．

症例1：2歳3か月男児

〔主訴〕目の腫れ，全身の蕁麻疹
〔現病歴〕自宅で卵かけご飯を食べたら目が腫れ，体に蕁麻疹を複数認めたため，当院を受診した．
〔検査結果〕総IgE値 368 IU/L，卵白特異的IgE抗体価 15.8 U_A/mL，オボムコイド特異的IgE抗体価 6.4 U_A/mL
〔食事摂取に関する情報〕卵入りのお菓子やハンバーグ，固ゆで卵は摂取していた．
〔診断〕生卵摂取によるアレルギー症状出現と血液検査結果をもとに「非加熱卵アレルギー」と診断する．
〔診断後の方針〕これまで摂取していた卵入りのお菓子やハンバーグ，固ゆで卵は除去する必要はなく，加熱程度の緩い卵料理，生卵のみ除去するように指示した．

小麦アレルギー

ω-5グリアジンが小児の即時型症状のタイプ[9]や成人のFDEIA[17]のアレルギー症状と強く関係している．小児の場合，小麦特異的IgE抗体価が≧100 U_A/mLであっても負荷試験の陽性的中率は75%であるが[8]，ω-5グリアジン特異的IgE抗体価は3.5 U_A/mLで陽性的中率が90%であり，特異度が高い[9]．ただし，ω-5グリアジン特異的IgE抗体検査が陰性の場合でも小麦アレルギーを否定できない[18]．

ピーナッツ・クルミ・カシューナッツアレルギー

植物性食物アレルゲンの蛋白質スーパーファミリーである「プロラミン」の「2Sアルブミン」に属するアレルゲンコンポーネントが症状予測に有用である[10, 19, 20]．ピーナッツはAra h 2，カシューナッツはAna o 3，クルミはJug r 1の検査が利用できる．たとえば，ピーナッツアレルギーでは，ピーナッツおよびAra h 2特異的IgE抗体価が高値であれば，ピーナッツ摂取により症状が誘発される可能性が高く，直近で診断確定のための負荷試験を行う必要はない．一方，ピーナッツ特異的IgE抗体検査が陽性であっても，Ara h 2特異的IgE抗体価が低値の場合には食べられる可能性があるため，負荷試験で診断を確定する．伊藤らの報告では，95%の陽性的中率となるAra h 2特異的IgE抗体価は4.71 U_A/mLであった[21]．クルミやカシューナッツもピーナッツと同様であり，95%の陽性的中率となるJug r 1特異的IgE抗体価は0.98 U_A/mL[22]，Ana o 3特異的IgE抗体価は2.2 U_A/mL[20]であった．いずれにおいても粗抗原（ピーナッツ，クルミ，カシューナッツ）とアレルゲンコンポーネント（Ara h 2, Jug r 1, Ana o 3）を一緒に測定することを勧める．

PFASによる大豆アレルギー

カバノキ科花粉のアレルゲンと大豆のアレルゲンの交差抗原性により発症する．この交差抗原性に関与しているアレルゲンコンポーネントがPR-10であり，大豆のPR-10であるGly m 4の特異的IgE抗体検査は利用できる．Fukutomiらの報告では，成人の大豆アレルギーの診断にGly m 4特異的IgE抗体検査は有用であり，4.0 U_A/mLをカットオフ値にした場合，感度81%，特異度78%であった[23]．

表3 負荷試験を実施する医療機関の分類と役割（文献[24]より改変）

	医療機関の分類	救急対応	実施可能な OFC（推奨）
① 一般の医療機関	食物アレルギーの診断を行っているが，OFC の経験は豊富ではない医療機関	救急対応が可能であり，必要時にはアドレナリン筋肉注射を行える	重篤な誘発症状のリスクが低い負荷試験
② 日常的に実施している医療機関	OFC の経験豊富な医師が在籍する医療機関	予期せぬ重篤な誘発症状に適切に対応できる	一部の重症例[*2]を除く食物アレルギー患者に対する負荷試験
③ 専門の医療機関	中心拠点病院[*1]および OFC の経験豊富な医師が複数在籍する医療機関	予期せぬ重篤な誘発症状に適切に対応し，入院治療ができる	全ての重症度の食物アレルギー患者に対する負荷試験

OFC：食物経口負荷試験
＊1：アレルギー疾患対策基本法に基づくアレルギー中心拠点病院. ＊2：鶏卵以外のアナフィラキシー既往例

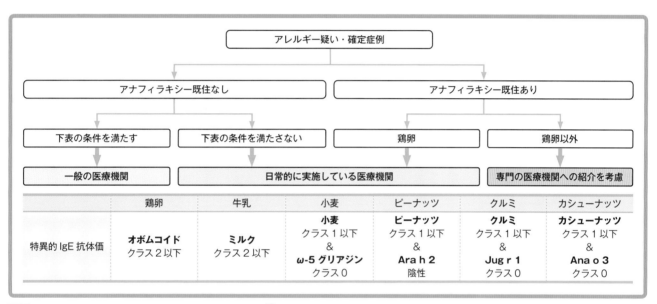

図4 実施する医療機関の選択―完全除去例の場合（文献[24]より引用）

4. 食物経口負荷試験

定義と目的

　負荷試験は，アレルギーが確定しているか疑われる食品を単回または複数回に分割して摂取させ，症状の有無を確認する検査である[1, 24]．負荷試験の目的は，食物アレルギーの確定診断（原因アレルゲンの同定）をすることと，安全摂取可能量の決定および耐性獲得の診断をすることである．

実施する医療機関の分類

　負荷試験はアレルギー症状が出る可能性があるため医療機関で実施する．負荷試験を行う医療機関では，症状出現時に迅速に対応できる体制を整備する．負荷試験を行う医療機関の体制は安全性に影響するため，負荷試験の経験豊富な医師の人数，救急対応の状況など医療機関の体制と負荷試験のリスクについて検討し，医師が自分の施設で行えるかどうかを判断することが推奨されている．負荷試験を実施する医療機関は，実施体制により一般の医療機関，日常的に実施している医療機関，専門の医療機関に区分され（表3）[24]，リスクが高い負荷試験は専門の医療機関へ紹介することを推奨している[1, 24]．一方，リスクが高くないと考えられる負荷試験はクリニックなどの一般の医療機関での実施が考慮できる（図4）[24]．

方法

負荷食品（負荷試験で摂取する食べ物）

　医療機関が提供するか，患者や家族が準備したものを使用する．代表的なものとして，鶏卵は固ゆで全卵（または

表4 総負荷量の例（文献[24]より引用）

摂取量	鶏卵	牛乳	小麦	ピーナッツ・クルミ・カシューナッツ・アーモンド
少量 (low dose)	加熱全卵 1/32 ～ 1/25 個相当 加熱卵白 1 ～ 1.5 g	1 ～ 3 mL 相当	うどん 1 ～ 3 g	0.1 ～ 0.5 g
中等量 (medium dose)	加熱全卵 1/8 ～ 1/2 個相当 加熱卵白 4 ～ 18 g	10 ～ 50 mL 相当	うどん 10 ～ 50 g	1 ～ 5 g
日常摂取量 (full dose)	加熱全卵 30 ～ 50 g (2/3 ～ 1 個) 加熱卵白 25 ～ 35 g	100 ～ 200 mL	うどん 100 ～ 200 g 6 枚切り食パン 1/2 ～ 1 枚	10 g

卵白），乳製品は牛乳やヨーグルト，小麦はうどんなどが使用されている．

総負荷量（負荷試験で食べる総量）

総負荷量は病歴や検査結果などから事前に医師が決める．少量，中等量，日常摂取量の3段階に分けられ（表4）[24]，少量の総負荷量は誤食などで混入する可能性がある量を想定し，日常摂取量は耐性獲得の確認のための目安の量とされている[1,24]．

摂取間隔・分割方法

負荷食品は，単回（総負荷量を分割せずに摂取する）または2～3回に分割して摂取させる[1,24]．分割する場合には，少なくとも30分以上の間隔をあけて摂取させる．鶏卵では60分以上あけたほうがよい．

結果判定

負荷試験で摂取直後から数時間までに明らかなアレルギー症状が出た場合には，負荷試験の結果は陽性と判定する．負荷試験中の症状が非常に軽い場合には，自宅で同じ量の食物を摂取してもらい，症状の有無を再確認した後に結果を判定することもある．アレルギー症状は数時間以上経過してから出ることもあるため，摂取後の経過観察は十分に行うことが推奨されている．

診断および食べられる範囲の決定

日常診療では，負荷試験は診断を確定する目的と食べられる範囲を決定する目的の2つのために行うことが多い．すなわち，原因と疑われている食物の負荷試験を行う場合，まず少量の総負荷量にて負荷試験を行い，アレルギー症状が出なければ，次に中等量の総負荷量にて負荷試験を行う．その後

も段階的に総負荷量を増やして負荷試験を行い，最終的に日常摂取量を摂取してもアレルギー症状が出ないことを確認する（図5）[14]．一方，同じ患者に始めから日常摂取量の負荷試験を行った場合，負荷試験陽性となり，食べられる範囲を確認できない可能性がある．このようなアプローチは食物アレルギー患者が完全除去（微量の原因食物も食べられない状態）から抜け出すために有用な方法である[25,26]．

症例2：11か月男児

〔主訴〕食物アレルギー疑い

〔現病歴〕生後1か月から湿疹があり，生後4か月時には湿疹は軽快した．生後8か月時にうどんを摂取したところ，全身の蕁麻疹と連続する咳を認めた．前医で血液検査を施行し，鶏卵，小麦の感作を認めたため，鶏卵，小麦の完全除去を指導された．

〔検査結果〕総IgE値 187 IU/L，卵白12.7 U$_A$/mL，オボムコイド0.1 U$_A$/mL，小麦5.8 U$_A$/mL，ω-5グリアジン 4.9 U$_A$/mL．

〔食事摂取に関する情報〕卵ボーロ5粒は摂取していた．

〔診断〕過去の摂取歴と血液検査の結果から，小麦アレルギーの可能性が最も高い．

〔診断後の方針〕小麦製品の除去．卵はアレルギー症状が誘発されるかわからないため少量の総負荷量から負荷試験を実施し，アレルギー症状がでなければ総負荷量を増やして，次の負荷試験を行う．

---

5. 症状に対する治療および緊急時対応

症状に対する治療

食物アレルギーによる症状は臓器ごとに重症度を評価し

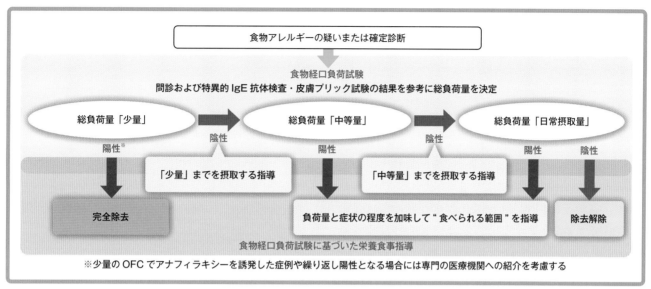

図5 食物経口負荷試験に基づいた栄養食事指導（文献[14]より引用）

表5 即時型症状の臨床所見と重症度分類（文献[1]より引用）

		グレード1（軽症）	グレード2（中等症）	グレード3（重症）
皮膚・粘膜症状	紅斑・蕁麻疹・膨疹	部分的	全身性	←
	瘙痒	軽い瘙痒（自制内）	強い瘙痒（自制外）	←
	口唇，眼瞼腫瘍	部分的	顔全体の腫れ	←
消化器症状	口腔内，咽頭違和感	口，のどの痒み，違和感	咽頭痛	←
	腹痛	弱い腹痛	強い腹痛（自制内）	持続する強い腹痛（自制外）
	嘔吐・下痢	嘔気，単回の嘔吐・下痢	複数回の嘔吐・下痢	繰り返す嘔吐・便失禁
呼吸器症状	咳嗽，鼻汁，鼻閉，くしゃみ	間欠的な咳嗽，鼻汁，鼻閉，くしゃみ	断続的な咳嗽	持続する強い咳き込み，犬吠様咳嗽
	喘鳴，呼吸困難	―	聴診上の喘鳴，軽い息苦しさ	明らかな喘鳴，呼吸困難，チアノーゼ，呼吸停止，$SpO_2 \leqq 92\%$，締めつけられる感覚，嗄声，嚥下困難
循環器症状	脈拍，血圧	―	頻脈（+15回/分）血圧軽度低下[*1]，蒼白	不整脈，血圧低下[*2]，重度徐脈，心停止
神経症状	意識症状	元気がない	眠気，軽度頭痛，恐怖感	ぐったり，不穏，失禁，意識消失

＊1：血圧軽度低下：1歳未満<80 mmHg，1〜10歳<［80+（2×年齢）mmHg］，11歳〜成人<100 mmHg
＊2：血圧低下：1歳未満<70 mmHg，1〜10歳<［70+（2×年齢）mmHg］，11歳〜成人<90 mmHg
（柳田紀文，ほか．日小ア誌，2014：28：201-10より改変）

（**表5**）[1]，重症度に基づいた治療を行う（**図6**）[1]．まずアドレナリン筋肉注射の適応となる症状かを判断する．重症度分類におけるグレード3および，グレード2でも以下の①〜④の場合には投与を考慮する．
①過去の重篤なアナフィラキシーの既往がある場合
②症状の進行が激烈な場合
③循環器症状を認める場合
④呼吸器症状で気管支拡張薬の吸入でも効果がない場合

　アドレナリン筋肉注射の適応がある場合にはすみやかに投与する．一方，適応がない場合には，各臓器の症状に対する治療を行う．皮膚症状にはヒスタミン H_1 受容体拮抗薬の内服，呼吸器症状には β_2 刺激薬の吸入などを行う．

緊急時対応

　食物アレルギー患者は常に誤食のリスクがある．そのため，万が一，誤食により症状が出現したときに自分で初期治療ができるように，あらかじめ治療薬を処方しておく．ヒスタミン H_1 受容体拮抗薬を処方する場合がほとんどだが，アナフィラキシーの既往がある患者やアナフィラキシーを起こすリスクのある患者，医師が必要と判断した場

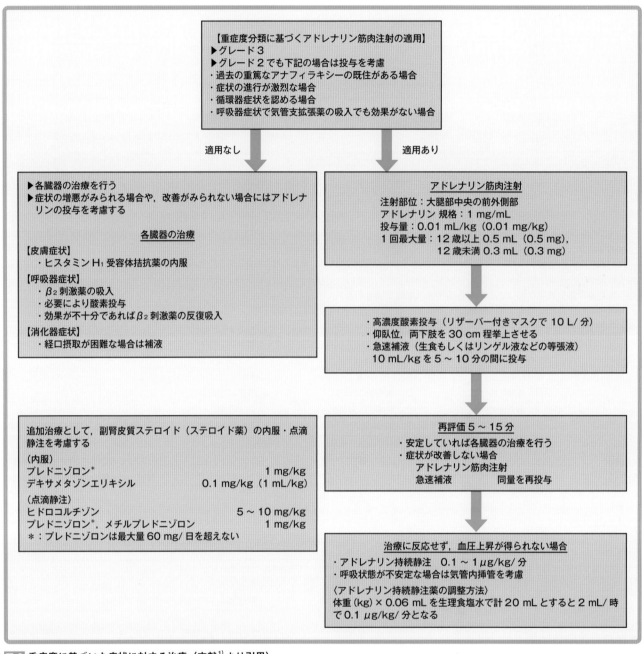

図6　重症度に基づいた症状に対する治療（文献[1]より引用）

合にはアドレナリン自己注射薬（エピペン®）を処方する（エピペン®処方に関するサイト https://www.epipen.jp/ を参照）．処方するときには，エピペン®の使用方法に加えて，どのような症状が出たときに使用するのかを具体的に指導する．エピペン®を使用する目安となる13症状を図7[1]に示す．これらの症状のうち1つでもあればエピペン®を使用すべきであることを患者や家族へ繰り返し指導する．

おわりに

最後に，本稿で解説してきた食物アレルギーの診療における重要なポイントを示す．

● 正確に原因食物の診断をするためには，必要な情報を得るための問診技術と特異的IgE抗体検査の結果を読み解く力を持つ．

一般向けエピペン®の適応（日本小児アレルギー学会）

エピペン®が処方されている患者でアナフィラキシーショックを疑う場合，下記の症状が1つでもあれば使用すべきである．

消化器の症状	・繰り返し吐き続ける	・持続する強い（がまんできない）おなかの痛み	
呼吸器の症状	・のどや胸が締め付けられる	・声がかすれる	・犬が吠えるような咳
	・持続する強い咳込み	・ゼーゼーする呼吸	・息がしにくい
全身の症状	・唇や爪が青白い	・脈を触れにくい・不規則	
	・意識がもうろうとしている	・ぐったりしている	・尿や便を漏らす

図7 一般向けエピペン®の適応（文献[1]より引用）

● 確定診断および安全摂取可能量を決定するために，負荷試験を実施する，または適切な時期に負荷試験を実施している施設へ紹介する．

● 症状出現時にはまずアドレナリン筋肉注射の適応であるか判断し，その後，各臓器の治療を行う．

参考・引用文献

1) **重要** 海老澤元宏・伊藤浩明・藤澤隆夫（監修），日本小児アレルギー学会食物アレルギー委員会（作成）：食物アレルギー診療ガイドライン2021. 2021.

2) 柳田紀之・海老澤元宏・勝沼俊雄ほか：厚生労働省「平成27年度子ども・子育て支援推進調査研究事業」保育所入所児童のアレルギー疾患罹患状況と保育所におけるアレルギー対策に関する実態調査結果報．アレルギー，67：202-210，2018.

3) Ohtani K, Sato S, Syukuya A, *et al.*: Natural history of immediate-type hen's egg allergy in Japanese children. *Allergol Int*, 65: 153-157, 2016.

4) Koike Y, Sato S, Yanagida N, *et al.*: Predictors of Persistent Milk Allergy in Children: A Retrospective Cohort Study. *Int Arch Allergy Immunol*, 175: 177-180, 2018.

5) Koike Y, Yanagida N, Sato S, *et al.*: Predictors of Persistent Wheat Allergy in Children: A Retrospective Cohort Study. *Int Arch Allergy Immunol*, 176: 1-6, 2016.

6) Taniguchi H, Ogura K, Sato S, *et al.*: Natural History of Allergy to Hen's Egg: A Prospective Study in Children Aged 6 to 12 Years. *Int Arch Allergy Immunol*, 1-11, 2021.

7) Komata T, Soderstrom L, Borres MP, *et al.*: The predictive relationship of food-specific serum IgE concentrations to challenge outcomes for egg and milk varies by patient age. *J Allergy Clin Immunol*, 119: 1272-1274, 2007.

8) Komata T, Soderstrom L, Borres MP, *et al.*: Usefulness of wheat and soybean specific IgE antibody titers for the diagnosis of food allergy. *Allergol Int*, 58: 599-603, 2009.

9) Ebisawa M, Shibata R, Sato S, *et al.*: Clinical utility of IgE antibodies to omega-5 gliadin in the diagnosis of wheat allergy: a pediatric multicenter challenge study. *Int Arch Allergy Immunol*, 158: 71-76, 2012.

10) Ebisawa M, Moverare R, Sato S, *et al.*: The predictive relationship between peanut- and Ara h 2-specific serum IgE concentrations and peanut allergy. *J Allergy Clin Immunol Pract*, 3: 131-132, 2015.

11) Yanagida N, Minoura T, Takahashi K, *et al.*: Salmon roe-specific serum IgE predicts oral salmon roe food challenge test results. *Pediatr Allergy Immunol*, 27: 324-327, 2016.

12) Fusayasu N, Asaumi T, Takahashi K, *et al.*: History of immediate. reactions changes the predictive accuracy for pediatric peanut allergy. *Allergol Int*, 71: 248-250, 2022.

13) Yanagida N, Minoura T, Kitaoka S, *et al.*: A three-level stepwise oral food challenge for egg, milk, and wheat allergy. *J Allergy Clin Immunol Pract*, 6: 658-660, 2018.

14) 海老澤元宏：食物アレルギーの診療の手引き2020. https://www.foodallergy.jp/wp-content/themes/foodallergy/pdf/manual2020.pdf（2022年11月閲覧）

15) Palosuo K, Kukkonen AK, Pelkonen AS, *et al.*: Gal d 1-specific IgE predicts allergy to heated egg in Finnish children. *Pediatr Allergy Immunol*, 29: 637-643, 2018.

16) Furuya K, Nagao M, Sato Y, *et al.*: Predictive values of egg-specific IgE by two commonly used assay systems for the diagnosis of egg allergy in young children: a prospective multicenter study. *Allergy*, 71: 1435-1443, 2016.

17) Matsuo H, Dahlström J, Tanaka A, *et al.*: Sensitivity and specificity of recombinant omega-5 gliadin-specific IgE measurement for the diagnosis of wheat-dependent exercise-induced anaphylaxis. *Allergy*, 63: 233-236, 2008.

18) Ito K, Futamura M, Borres MP, *et al.*: IgE antibodies to omega-5 gliadin associate with immediate symptoms on oral wheat challenge in Japanese children. *Allergy*, 63: 1536-1542, 2008.

19) Sato S, Yamamoto M, Yanagida N, *et al.*: Jug r 1 sensitization is important in walnut-allergic children and youth. *J Allergy Clin Immunol Pract*, 5: 1784-1786, 2017.

20) Sato S, Moverare R, Ohya Y, *et al.*: Ana o 3-specific IgE is a predictive marker for cashew oral food challenge failure. *J Allergy Clin Immunol Pract*, 7: 2909-2911, 2019.

21) 海老澤元宏・伊藤浩明：ピーナッツアレルギー診断におけるAra h 2特異的IgE抗体測定の意義．日小ア誌，27：621-628，2013.

22) 佐藤さくら・福家辰樹・伊藤浩明ほか：クルミアレルギー診断におけるアレルゲンコンポーネントJug r 1特異的IgE 抗体測定の有用性. 日小ア誌, 33：692-701, 2019.

23) Fukutomi Y, Sjolander S, Nakazawa T, *et al.*: Clinical relevance of IgE to recombinant Gly m 4 in the diagnosis of adult soybean allergy. *J Allergy Clin Immunol*, 129: 860-863, 2012.

24) 海老澤元宏：食物経口負荷試験の手引き2020. https://www.foodallergy.jp/wp-content/themes/foodallergy/pdf/manual2020.pdf（2022年11月閲覧）

25) Murai H, Irahara M, Sugimoto M, *et al.*: Is oral food challenge useful to avoid complete elimination in Japanese patients diagnosed with or suspected of having IgE-dependent hen's egg allergy? A systematic review. *Allergol Int*, 71: 221-229, 2022.

26) Maeda M, Kuwabara Y, Tanaka Y, *et al.*: Is oral food challenge test useful for avoiding complete elimination of cow's milk in Japanese patients with or suspected of having IgE-dependent cow's milk allergy? *Allergol Int*, 71: 214-220, 2022.

Profile

佐藤さくら（さとう さくら）
国立病院機構 相模原病院 臨床研究センター アレルギー性疾患研究部 食物アレルギー研究室 室長
医師. 1974年 生まれ. 1999年 宮崎医科大学 卒業. アレルギー指導医・小児科専門医. 日本小児アレルギー学会理事. 2005年より国立病院機構相模原病院にて小児アレルギー，とくに食物アレルギーの診断・管理・治療の向上を目指した臨床研究に従事. 現在，アレルギー診療の質の向上および均てん化を目指す体制づくりを進行中.

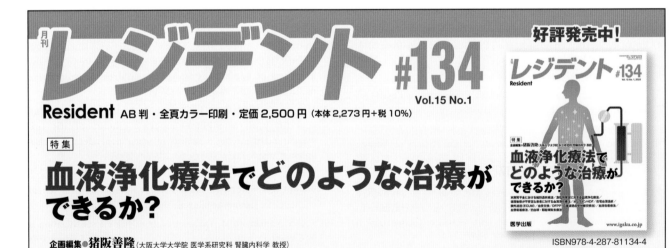

6

気管支喘息（小児）

滝沢琢己

群馬大学大学院 医学系研究科 小児科学分野 教授

Point 1 喘息の病態およびその小児における
ポイントが説明できる.

Point 2 小児喘息の疫学の概要が
説明できる.

Point 3 小児喘息の診断ができる.

Point 4 小児喘息の長期管理ができる.

Point 5 小児喘息の急性増悪への
対応ができる.

はじめに

　近年，本邦における小児気管支喘息（以下：小児喘息）の有病率は低下し，急性増悪に伴う入院数は減少している．また，14歳以下の喘息による死亡者数も2017年にはゼロとなった．この背景の1つに，ガイドラインの普及が挙げられる．一方で，乳幼児期の喘息は，入院数の減少幅が年長児に比べ小さいことや，喘息以外の原因による喘鳴との鑑別が難しく治療戦略が確定していないことなどの課題がある．また，喘息発症，増悪リスク因子であるアレルギー性鼻炎の有病率の増加，発症の低年齢化など，関連疾患における課題も存在する．本稿では，小児喘息の病態，疫学，喘息，長期管理，急性増悪（発作）への対応について『小児気管支喘息治療・管理ガイドライン（Japanese Pediatric Guideline for The Treatment and Management of Asthma；JPGL）2020』[1] に従って解説したい．

1. 喘息の病態および
その小児におけるポイント

　喘息は気道の慢性炎症を特徴とし，発作性に起こる気道狭窄によって，咳嗽，呼気性喘鳴，呼吸困難を繰り返す疾患と定義される[1]．その病態の基本は慢性の気道炎症である．すなわち，ダニなどの吸入アレルゲンにより獲得免疫経路の2型ヘルパーT細胞（Th2細胞）が，気道上皮傷害により放出されたinterleukin（IL）-33，thymic stromal lymphopoietin（TSPL）などのアラーミンにより自然免疫経路の2型自然リンパ球（group 2 innate lymphoid cell；ILC2）が，それぞれ活性化されて，IL-4，13，5などの2型サイトカインを産生する．この結果，好酸球の集積，活性化，アレルゲン特異的IgE抗体産生，マスト細胞の活性化が引き起こされ，いわゆる2型炎症が形成される．慢性の2型炎症は，平滑筋層の増大，基底膜部の肥厚，粘膜下腺過形成を引き起こす．このような組織を構成する細胞などの要素の変化を組織リモデリング

（以下：リモデリング）という．気道炎症やリモデリング，ならびに先天的な要因などが影響して，気道が種々の刺激に対して過剰に反応するいわゆる気道過敏性の亢進が起こる．リモデリングが起き，気道過敏性が亢進した状態に誘発・悪化因子が加わると気流制限をきたし，喘息症状を引き起こす．

　小児の気道組織で慢性炎症を証明した報告は限られているが，2型気道炎症やリモデリングは，1歳以降の前学童期にはすでに存在することが示されている[2, 3]．リモデリングは，臨床的な観察などから成人に比べ改善しやすいと考えられるが，十分には証明されていない．また，通常の喘息治療に抵抗性を示す重症小児喘息の気道では，アラーミンであるIL-33陽性の細胞や，ILC2が増加しており，自然免疫経路がより強く活性化されている[4, 5]．ILC2はステロイド抵抗性であるとされ，そのことが小児喘息においても難治化に関与していると考えられている．

2. 小児喘息の疫学の概要

　6～12歳の喘息の有病率は，1982年の3.2％から，2002年には6.5％へと増加した後，2012年には4.7％と減少した[6]．同様の傾向が他の先進国でも認められ，小児喘息の有病率の増加傾向が頭打ち，もしくは減少に転じている．本邦における0～14歳の喘息入院患者数の推計は，2017年は1995年の1/3以下に減少し，14歳以下の喘息による死亡者数は，2017年にはゼロとなった．以上のように，小児喘息は有病率（有症率）の減少傾向に加えて，入院を要する急性増悪（発作）は減少し死亡者がゼロになるなど，近年，そのコントロールの状況は格段に向上している．

　アレルギー疾患のなかでは，アレルギー性鼻炎の有症率は経年的に増加し，喘息への合併も1992年には小学児童の喘息57.5％に合併していたものが，2012年には77.3％となっている[6]．アレルギー性鼻炎は，喘息の重症度に与える影響が大きいため[7]，小児喘息を治療するうえでは，鼻炎の有無を判断し，合併があれば治療を行う必要がある．

3. 小児喘息の診断

小児喘息の診断

　小児喘息治療の第1歩は正しい診断である．診断は基本的に成人と同様になされるが，年少児の診断では，その特徴を念頭に置く必要がある．

　喘息の診断には，①反復する発作性の喘鳴や呼吸困難，②可逆的な気流制限，③気道過敏性亢進を確認する．

　可逆的な気流制限は，急性増悪エピソードの間に喘鳴が消失することや，気管支拡張薬（β_2刺激薬）吸入への応答性で判断する．応答性は，呼吸機能検査が可能な年齢，すなわち，おおよそ小学校低学年以降であれば，定量的に判断することができる．短時間作用性β_2刺激薬吸入15～30分後のFEV$_1$（forced expiratory volume in 1 seconds）が吸入前に比べて，200 mL以上あるいは12％以上改善した場合に気道可逆性ありと判断される．一方，呼吸機能検査ができない低年齢の児や検査を実施するための診療環境が整っていない場合には，短時間作用性β_2刺激薬吸入による喘鳴などの症状の改善または消失で判断できる．

　気道過敏性亢進は，運動，冷気，煙にて容易に気道狭窄が誘発される病歴から確認することができる．年少児の場合，はしゃぐと咳き込む，花火や線香の煙で発作が誘発されるなどのエピソードが参考になる．定量的に評価する場合には，気道収縮作用のあるメタコリンを希釈して吸入し，FEV$_1$あるいは気道抵抗の変化を測定する気道過敏性試験が行われる．

　可逆的な気流制限と気道過敏性亢進は，喘息の病態に起因する重要な臨床的特徴である．これにより「反復する発作性の喘鳴や呼吸困難」が生じるため，「症状が反復しない」，「消失しない」，「喘鳴を呈さない」などの臨床的特徴がない場合には，喘息以外の疾患を念頭に積極的に鑑別診断を行う（表1）．喘息の診断で治療を行っても，喘息治療薬への応答性がみられない場合などは，喘息の診断を改めて確認することが重要である．実際に，長期間，重症喘息として加療されていた症例が，びまん性汎細気管支炎であったことなどが報告されている[8]．

表1 小児喘息診断にあたり鑑別を要する疾患

識別を要する疾患
胃食道逆流症
原発性線毛運動不全症
気道の解剖学的異常
免疫不全症
気管支肺異形成症
気道異物
腫瘍などによる気道圧迫
先天性心疾患
閉塞性細気管支炎
気管軟化症
声帯機能不全
運動誘発性咽頭閉塞症
神経筋疾患

表2 小児の呼吸器系における特徴（文献[9]より引用）

解剖学的
気道の径が小さいため，気道狭窄をきたしやすい
胸郭が柔らかいため，陥没呼吸に陥りやすい
肋骨が水平，横隔膜が平坦など，呼吸効率が悪い
生理学的
酸素消費量が多い
呼吸筋が疲弊しやすい
免疫学的
気道感染に罹患しやすい，重症化しやすい

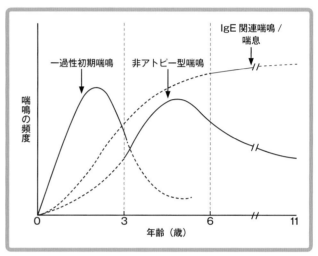

図1 乳幼児喘鳴性疾患の分類（文献[10]より引用）

小児喘息の9割が吸入抗原への特異的IgEを有するアトピー型であり，他のアレルギー疾患が併存したり，アレルギーの家族歴があることが多い．そのため，他のアレルギー疾患の既往歴や家族歴も，重要な参考所見となる．検査としては，上述した呼吸機能検査に加えて，2型炎症の存在を示唆する所見として，末梢好酸球数の増多や血清総IgE値，特異的IgE抗体検査や皮膚テストによる吸入抗原に対する感作の有無，可能であれば呼気中一酸化窒素濃度（fractional exhaled nitric oxide；FeNO）を確認する．FeNOは，アレルギー性鼻炎やアトピー性皮膚炎が存在すると上昇し，喫煙などで低下するため，上昇しているだけで必ずしも気道炎症を証明できるわけではない．治療開始後に経時的に測定することで，治療への応答性や治療強度の調整の指標となる．無治療の状態で，これら2型炎症に関連した検査所見がまったく認められない場合には，喘息以外の診断を考慮する必要がある．

乳幼児喘鳴

乳幼児では，その種々の特徴から，喘息の診断は容易ではない．小児喘息の多くが乳幼児期に発症する一方，乳幼児喘鳴のなかには，典型的な喘息に至らない例が少なからず存在する．乳幼児の特徴を念頭に置きつつ，必要な症例に十分な治療を行うことは，まさに，小児喘息診療のキモであるといえる．

乳幼児期は，その気道の解剖学的あるいは免疫学的特徴

（表2）[9]に加え，喘鳴をきたす器質的・機能的な未診断の先天性疾患の頻度が年長児より高いことなどから，喘鳴の頻度が高い．乳幼児の反復性の喘鳴は，臨床経過上から，一過性初期喘鳴，非アトピー型喘鳴，IgE関連喘鳴／喘息の3群に分類される（図1）[10]．一過性初期喘鳴は，乳幼児期の喘鳴に一定の割合（約30％）で存在し，喘息へと進展せず，多くの場合，主に上気道感染時に喘鳴を呈する．一方，IgE関連喘鳴／喘息は，感染以外にも睡眠中や運動，笑いなどで症状が出現する．この群が最終的に小児喘息と診断されることが多い．

乳幼児喘息の診断

乳幼児期は，呼吸機能検査や呼気一酸化窒素検査などの客観的な検査が施行できないことなどから，喘息と正確に診断することは難しい．さらに，臨床経過をもとにした分類（図1）は後方視的分類であり，目の前で喘鳴を呈

表3 小児喘息の長期薬物療法プラン

		治療ステップ1	治療ステップ2	治療ステップ3	治療ステップ4
5歳以下	基本治療	長期治療薬なし	下記のいずれかを使用 • LTRA • 低用量ICS	中用量ICS	高用量ICS （LTRAの併用も可）
	追加治療	LTRA	上記治療薬を併用	上記にLTRAを併用	以下を考慮 • β_2刺激薬（貼付）併用 • ICSのさらなる増量 • 経口ステロイド薬
6〜15歳	基本治療	長期治療薬なし	下記のいずれかを使用 • LTRA • 低用量ICS	下記のいずれかを使用 • 中用量ICS • 低用量ICS/LABA	• 高用量ICS • 中用量ICS/LABA （LTRAの併用も可）
	追加治療	LTRA	上記治療薬を併用	下記のいずれかを使用 • LTRA • テオフィリン徐放製剤	以下を考慮 • 生物学的製剤 • 高用量OCS/LABA • ICSのさらなる増量 • 経口ステロイド薬

OCS：oral corticosteroid（経口ステロイド薬）

する患児を，いずれかの群に分類し治療に生かすことは困難である．一方，正しく判断されないと，喘息に対して治療介入が十分になされなかったり，一過性初期喘鳴群であれば過剰治療となったりする可能性がある．そのため，JPGL2020では，5歳以下の反復性喘鳴のうち，24時間以上続く明らかな呼気性喘鳴を3エピソード以上繰り返し，β_2刺激薬吸入後に呼気性喘鳴や努力性呼吸，SpO_2の改善が認められる場合に「乳幼児喘息」と診断するとしている．さらに，乳幼児は気管支拡張薬への応答性が乏しく，気管支拡張薬の有効性を明確に評価できないことも多いので，判断が難しいときにはロイコトリエン受容体拮抗薬（leukotriene receptor antagonist；LTRA）や吸入ステロイド（inhaled corticosteroids；ICS）などの長期管理薬による診断的治療を行う．すなわち，長期管理薬を1か月間使用し，効果が認められなかった場合は，喘息は否定的と判断し，積極的に鑑別診断を行う．一方，有効であった場合には，いったん中止し再燃が認められたら再開し，有効性が確認できたら乳幼児喘息と診断する[1]．再開後に無効であれば，鑑別診断を行う．

4. 小児喘息の長期管理

小児喘息の治療目標と重症度

喘息の診断が確定したら症状の改善，急性増悪の予防のために治療介入を開始する．これを長期管理という．長期管理の目標は，喘息の基本病態である気道炎症を抑制し，無症状の維持，呼吸機能や気道過敏性の正常化，quality of life（QOL）の改善を図り，最終的には寛解・治癒を目指すことである．すなわち，喘息であっても治療介入により健常児と同等の生活が送れることが目標とされている．増悪を頻繁に起こし入退院を繰り返すような過去の小児喘息の印象から，小児喘息と診断されると，咳や軽度の喘鳴が頻繁に出現し，運動を控えることなど生活の制限を，あたりまえのことと認識している保護者がいる．治療を開始するにあたり，上記の目標を共有し，ともに目標達成を目指す姿勢が重要である．

治療を開始する前にまず，喘息の重症度を判定する．喘息の重症度は最近の6か月から1年の間にどの程度の喘息症状が，どのくらいの頻度で起こったかを指標にして判定される．重症度の評価時に未治療の場合は，重症度に応じた治療ステップの基本治療から治療を開始する．いったん治療が開始されるとコントロール状態が改善するが，治療下での症状改善は必ずしも，喘息の軽症化を意味しない．患者が，喘息の本来の重症度を誤解しないためにも，現在の治療を加味した「真の重症度」[1]を共有する．

長期薬物療法

長期管理プランは，5歳以下と6〜15歳に分けられる（表3）．両者ともに，治療ステップ1では長期管理薬を使用せず，症

表4　小児難治性喘息の考え方

	治療ステップ4の基本治療でコントロールが得られない場合に考慮すべき状態
1	喘息以外の疾患
2	難治性喘息
2-1	治療困難な喘息　［原因］アドヒアランス不良，吸入方法・手技の問題，合併症によるコントロール不良，環境因子，心理・社会的問題
2-2	真の重症喘息

状出現時に短時間作用性吸入 β_2 刺激薬を対症的に短期間用いる．治療ステップ2より上の治療では，ICSが中心となる．治療ステップ2では低用量，3では中用量，4では高用量のICSを用いる．小児でのICSの用量設定は成人と異なることに注意が必要である．

　5歳以上の治療ステップ3・4では，ICSと長時間作用性 β_2 刺激薬（long-acting beta2-agonist；LABA）との合剤であるICS/LABAが選択できる．LABAとの合剤を用いることで，ICS量の低減が期待できる．低用量ICS/LABAは中用量ICSと，中用量ICS/LABAは高用量ICSと同等の臨床効果を有する．小児では，ICSは投与量が増えると，わずかではあるが身長抑制をきたすことから，ICSの増量が必要と判断した場合には，ICS量をそのままにして，LABAとの合剤への変更を検討する．

　なお，JPGL2020では，治療ステップ3より強い治療を必要とする場合，小児喘息の治療に精通した医師のもとで管理されることを推奨している．

　長期管理を開始したら，コントロール状態とリスク因子を評価し，それに応じて治療ステップの調整を行う．コントロール状態とは，軽微な症状を含めた喘息関連症状の程度を指し，最近1か月の軽微な症状・明らかな急性増悪（発作）・日常生活の制限・β_2 刺激薬の使用を評価し，すべてに問題がない場合をコントロール状態良好と判断する[1]．また，コントロール状態が良好であっても，過去1年以内の発作による入院など，今後の急性増悪をもたらすリスク因子が存在する場合には，それらを勘案して治療を調整する．

小児喘息の生物学的製剤の適用

　6歳以上で治療ステップ4の基本治療を行っても良好なコントロールが得られない場合，次の治療を追加する前に，まずは鑑別診断を再度行う（表4）．前述のように，実際にこの段階で喘息が否定された症例が報告されている．喘息以外の疾患が否定されたら，それらは難治性喘息と定義される．そのなかで，環境，アドヒアランスなど明らかな増悪因子が存在するものが「治療困難な喘息」と定義される．小児難治性喘息の多くが，治療困難な喘息であり，たとえば，ICS/LABAの吸入でコントロール不十分であっても，吸入アドヒアランス，手技，デバイス，薬剤の種類などを検討することで改善する可能性がある．そのような増悪因子が存在しないものを「真の重症喘息」とする．「真の重症喘息」ならびに，介入にて改善しない，または介入が困難である「治療困難な喘息」が追加治療の対象となる．

　JPGL2020では，追加治療として生物学的製剤を推奨している．この段階でのさらなるICSの増量は効果が頭打ちになるうえ，全身性の副作用や身長抑制のリスクが高まること，また生物学的製剤にこれまで大きな副作用が報告されていないことなどからこのような位置づけとなっている．小児喘息で使用可能な生物学的製剤は，抗IgE抗体オマリズマブ，抗IL-5抗体メポリズマブ，抗IL-4/13受容体抗体デュピクセントの3者である．すべて，小児重症喘息における急性増悪の頻度を低減することが示されている．これら3者の使い分けや中止時期などは不明な点が多く，今後の検討課題である．生物学的製剤は，十分な小児喘息診療経験のある医師のもとで使用されるべきである．

5.　小児喘息の急性増悪への対応

家庭での対応

　喘息の長期管理を開始したら，急性増悪（発作）への対応を指導する．急性増悪への対応は，家庭での対応と医療機関での対応に分けられる．家庭での対応において重要なのは，ただちに医療機関を受診すべき「強い喘息発作のサイン」を見逃さないことである（図2）[1]．「強い喘息発作

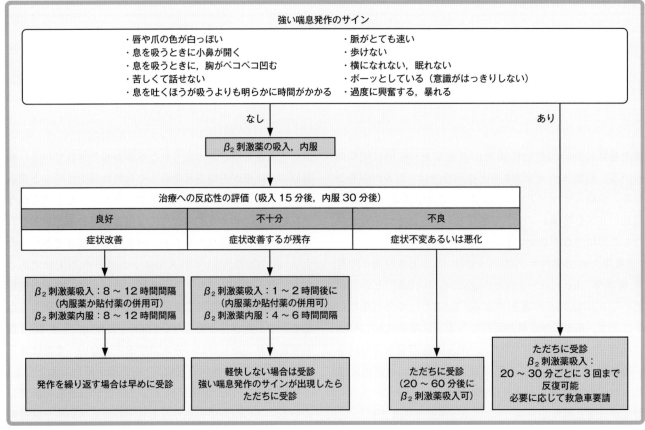

図2　急性増悪への家庭での対応（文献[1]より引用）

「のサイン」がなければ，家庭での対応を行う．対応の基本は短時間作用性 β_2 刺激薬の吸入，または内服である．吸入は直接気道に作用し，すばやく効果を発揮するが，狭窄部位には到達しにくい可能性がある．内服は吸入に比べ効果発現までに時間がかかるが，服用に工夫がいらず血行性に気管に到達するため狭窄と関連なく効果発現が期待できる．患児のこれまでの増悪の強度や周囲の状況に応じて，保護者や患児と相談して選択してよい．

医療機関での対応

　医療機関を受診した際には，発作強度の判定を含めた喘息状態の把握を行い，発作程度に応じた治療を行う（図3）[1]．中発作は，呼吸困難感が自覚あるいは他覚されるが，意識は清明であり，会話が句で区切られ，坐位をとる．大発作では喘鳴が著明となり，意識がボーッとし，会話も一語区切りになる．SpO_2 が95％未満の場合には，酸素投与を行う．

とくに，β_2 刺激薬を吸入する際に換気血流不均衡が生じやすいため，酸素を投与していないと SpO_2 が急激に低下するおそれがある．治療ステップ3以上の治療を行っていたり，過去1年以内に喘息での入院の既往，意識障害や気管内挿管を伴う重篤な発作の既往がある症例では，積極的に全身性ステロイド薬投与を考慮する．なお，全身性ステロイドは，効果発現までに少なくとも4時間かかることを念頭に治療効果判定を行う．さらに，JPGL2020で行われたシステマティックレビューでは，喘息急性増悪による入院症例に対する全身性ステロイド投与は，症状の早期改善と退院後の再燃減少に効果が認められるものの，入院期間・酸素投与期間・呼吸機能の改善をもたらさないとされている．改善の程度を評価し，漫然と投与しないようにする．アミノフィリンの経静脈投与は，有効性の高い治療であるが，急激な血中濃度の上昇により頭痛，嘔気が誘発されたり，低年齢児ではけいれん誘発のリスクがあるため，小児ではその使用が減少している．とくに，2歳未満では，けいれん既往，

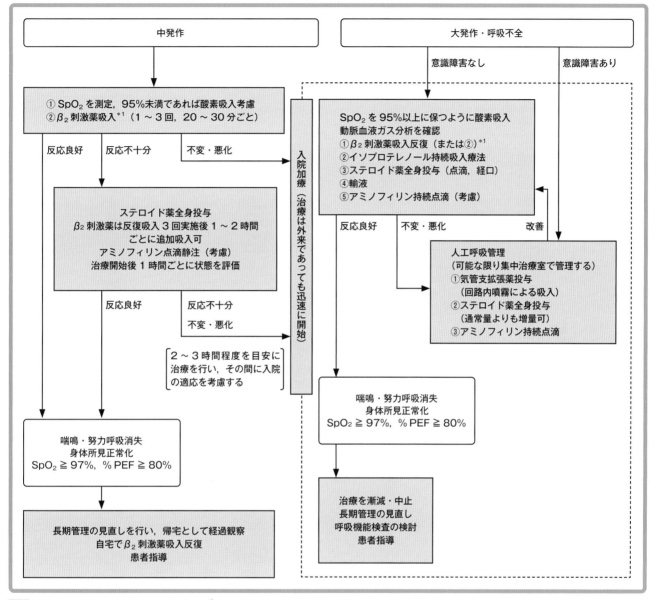

図3　急性増悪への医療機関での対応（文献[1]より改変）

*1：・吸入液（ネブライザーで吸入）
　　　生理食塩水2 mLまたはDSCG1アンプル
　　　　　　　　＋
　　・サルブタモールまたはプロカテロール
　　　乳幼児　0.3 mL
　　　児童以上0.3～0.5 mL（小児で0.3 mLを超える用量は保険適用がない）
　　・pMDI（スペーサー使用考慮）
　　　サルブタモールまたはプロカテロール1～2 puff

中枢神経疾患合併例では使用を控えたほうがよい．

　上記治療にて改善が認められない場合，イソプロテレノール持続吸入を行う．本治療法は，本邦にて開発された治療法で，海外で行われているサルブタモール持続吸入に比べ，効果・副作用の点から優れた治療法であることが報告されている[11]．本治療法にても改善が乏しい場合には，人工呼吸管理を行う．

　急性増悪入院後，1年間は再度急性増悪を起こすリスクが高いことが指摘されている．長期管理ステップの強化などを行い，定期受診のうえ適切に管理する必要がある．

おわりに

近年，有病率や入院患者数が減少してきた小児喘息であるが，依然として子どもの20人に1人以上が有する小児呼吸器疾患のなかでも最も頻度の高い疾患の1つであることには変わりない．適切な治療がなされないと，QOLが障害されるばかりか，身体的，ならびに精神的な発育を損ねる可能性がある．また，最近では小児期の呼吸機能低下が，成人期にまで持ち越されることや，小児喘息の既往があると，成人期に寛解していても加齢による呼吸機能低下が促進されることなどが示され，小児喘息は小児期の問題にとどまらない生涯を通じてケアの必要な疾患であることが示されている．小児期に喘息について適切な説明と管理がなされることは重要といえる．本稿は，JPGL2020をもとに作成されているが，小児喘息診療の実践のためには，ぜひJPGL2020を直接手にとって参考とされたい．

参考・引用文献

1) 足立雄一・滝沢琢己・二村昌樹ほか（監修），一般社団法人日本小児アレルギー学会（作成）：小児気管支喘息治療・管理ガイドライン2020. 協和企画，2020.

2) Turato G, Barbato A, Baraldo S, *et al.*: Nonatopic children with multitrigger wheezing have airway pathology comparable to atopic asthma. *Am J Respir Crit Care Med*, 178: 476-482, 2008.

3) Payne DNR, Rogers AV, Adelroth E, *et al.*: Early thickening of the reticular basement membrane in children with difficult asthma. *Am J Respir Crit Care Med*, 167: 78-82, 2003.

4) Saglani S, Lui S, Ullmann N, *et al.*: IL-33 promotes airway remodeling in pediatric patients with severe steroid-resistant asthma. *J Allergy Clin Immunol*, 132: 676-685, 2013.

5) Nagakumar P, Puttur F, Gregory LG, *et al.*: Pulmonary type-2 innate lymphoid cells in paediatric severe asthma: phenotype and response to steroids. *Eur Respir J*, 54: 1801809, 2019.

6) 西間三馨・小田嶋博・太田國隆ほか：西日本小学児童におけるアレルギー疾患有症率調査―1992, 2002, 2012年の比較―. 日小児アレルギー会誌，27：149-169，2013.

7) Liu AH, Babineau DC, Krouse RZ, *et al.*: Pathways through which asthma risk factors contribute to asthma severity in inner-city children. *J Allergy Clin Immunol*, 138: 1042-1050, 2016.

8) Fujita S, Suzuki R, Sagara N, *et al.*: Three cases of diffuse panbronchiolitis in children with a past history of difficult-to-treat bronchial asthma: A case report from a single medical facility. *Allergol Int*, 69: 468-470, 2020.

9) 足立雄一：呼吸器疾患．月刊レジデント，117：30-36，2018.

10) Stein RT, Holberg CJ, Morgan WJ, *et al.*: Peak flow variability, methacholine responsiveness and atopy as markers for detecting different wheezing phenotypes in childhood. *Thorax*, 52: 946-952, 1997.

11) Katsunuma T, Fujisawa T, Maekawa T, *et al.*: Low-dose l-isoproterenol versus salbutamol in hospitalized pediatric patients with severe acute exacerbation of asthma: A double-blind, randomized controlled trial. *Allergol Int*, 68: 335-341, 2019.

Profile

滝沢琢己（たきざわ たくみ）
群馬大学大学院 医学系研究科 小児科学分野 教授
1970年生まれ．1995年 群馬大学 医学部 卒業．2004 〜 2008年 米国 National Institutes of Health 留学．2008 〜 2010年 奈良先端科学技術大学院大学 助教．2011年 群馬大学大学院 医学系研究科 小児科学分野 准教授を経て，2021年より現職．
小児科学会 専門医・指導医，アレルギー学会 専門医・指導医．

7

気管支喘息（成人）

岩永賢司

近畿大学病院 総合医学教育研修センター 教授

Point ① 喘息の病態生理を説明できる.

Point ② 喘息死の危険因子を説明できる.

Point ③ 喘息の診断について説明できる.

Point ④ 喘息治療について説明できる.

はじめに

　喘息は内科疾患のうち，とくにアレルギーや呼吸器領域ではcommon diseaseとして認識されており，成人における有症率は約10%[2]，患者数は約1000万人と推定される．医師はできるかぎり，喘息患者の病状を適切にコントロールして，増悪のない生涯を全うさせなければならない．そのために，喘息の病態生理を理解し，ガイドラインに基づいた診断と治療を実践することが求められる．本稿では，研修医の皆さんのこれからの日常臨床に役に立つであろうと考える成人喘息の基本的かつ重要なポイントについて述べる．

1. 喘息の病態生理：2型炎症のメカニズムを理解する

　日本アレルギー学会の『喘息予防・管理ガイドライン2021』（JGL2021）には，「喘息は，気道の慢性炎症を本態とし，変動性を持った気道狭窄による喘鳴，呼吸困難，胸苦しさや咳などの臨床症状で特徴付けられる疾患」と定義が記されている[1]．この定義で重要なのは，「慢性気道炎症」，「気道狭窄」，「変動性」の3点である．

慢性気道炎症：2型炎症が主病態 （図1）

　慢性気道炎症が喘息の主病態になる．研修医の皆さんに知ってもらいたい炎症のメカニズムとして，①感作された環境アレルゲンの気道内への吸入によるⅠ型アレルギー反応，（気道収縮，気道浮腫）②IL-5などによる気道への好酸球浸潤と，その好酸球による気道上皮傷害，③IL-4，IL-13による気道上皮細胞からの粘液分泌亢進，④慢性気道炎症の持続による気道リモデリングの惹起（気管支基底膜下の肥厚，気管支平滑筋の過形成と肥大，杯細胞や粘膜下腺の過形成などによって不可逆的な気流制限を生じる）を挙げる．

　このように，Th2（T helper 2 cell）が産生するサイトカインと好酸球が気道炎症に重要な役割を果たすのであるが，近年，微生物，各種汚染・刺激物質などのアレルゲン

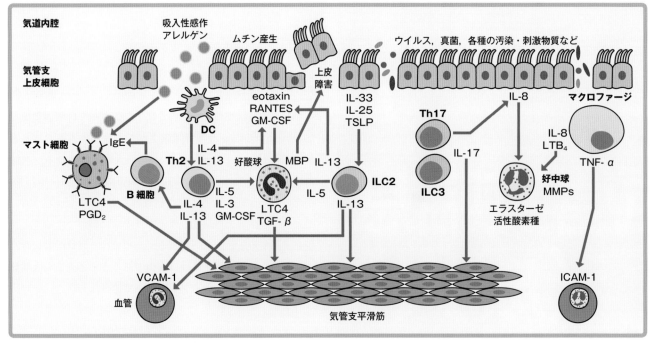

図1 喘息における気道炎症の機序（文献[1]より引用）
DC：dendritic cell（樹状細胞），TSLP：thymic stromal lymphopoietin（胸腺間質性リンパ球新生因子），IL：interleukin，RANTES：regulated on activation, normal T cell expressed and secreted，GM-CSF：granulocyte macrophage colony-stimulating factor（顆粒球マクロファージコロニー刺激因子）LT：leukotriene，PG：prostaglandin，TGF：transforming growth factor（形質転換増殖因子），MBP：major basic protein，ILC：innate lymphoid cell（自然リンパ球），TNF：tumor necrosis factor（腫瘍壊死因子），ICAM：intercellular adhesion molecule（細胞間接着分子），VCAM：vascular cell adhesion molecule（血管細胞接着分子），MMP：matrix metalloproteinase.

ではない刺激によって，気道上皮細胞からTSLP（thymic stromal lymphopoietin）などのサイトカインが産生され，ILC2（group 2 innate lymphoid cell〔2型自然リンパ球〕）の増加・活性化を起こし，それがTh2と同様にIL-5，IL-13を産生することによって，好酸球が活性化される経路が明らかになった[1]．このTh2とILC2がかかわる炎症は，これらの数字をとって「2型炎症」と称され，喘息の主病態と考えられるに至っている[1]．

気道狭窄とその変動性

喘息における気道炎症は，①気道平滑筋の収縮，②気道の浮腫，③気道粘液分泌亢進，④気道リモデリングなどを生じて気道狭窄（気流制限〔気道径の狭小化〕）を引き起こし，喘鳴，呼吸困難，胸苦しさや咳などの症状が出現する．

また，喘息では気道上皮の傷害により知覚神経末端が露出すること，炎症により気道平滑筋が収縮しやすくなること，気道リモデリングによる気流制限などにより，気道過敏性の亢進がみられる．気道狭窄や咳は自然に，あるいは治療によっ

て改善する，すなわち可逆性を呈するのが特徴的であるが，気道リモデリングが進展すると気流制限は非可逆性に陥る．

2. 喘息死について：避けることのできる死

筆者が研修医のころであった1990年代は，病院当直すれば，必ずといってよいほど喘息増悪（発作）の患者が救急外来を受診していた．そのような状況が，その後の医学研究の進展により，喘息は好酸球やリンパ球を中心とした気道の慢性炎症性疾患であることが判明し，吸入ステロイド薬（inhaled corticosteroid；ICS）の定期使用を推奨する喘息ガイドラインが発行されるようになった．さらに，ICSと長時間作用性 β_2 刺激薬（long-acting β_2 agonist；LABA）との配合剤（ICS/LABA）も使用可能になり，喘息コントロールは格段に向上した．おかげで喘息増悪による救急外来受診や入院患者数，喘息死数は激減したものの，2020年は年間1158人の喘息死が報告されている（多くが高齢者）（図2）．普段の喘息重症度が軽～中等症であって

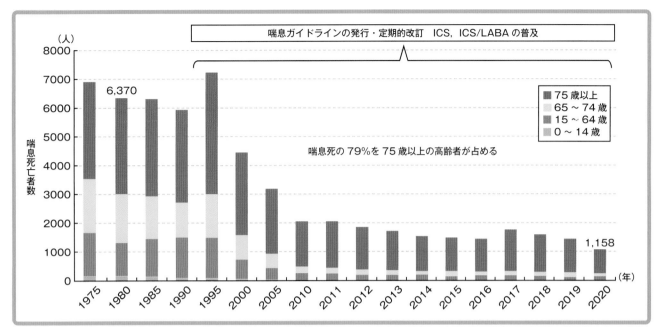

図2 喘息死の推移（文献[3]を参考に著者作成）

も，過去に重度の増悪をきたした場合や，直近1年間の入院・定期外受診，経口ステロイド薬の使用，ICSのアドヒアランス不良，短時間β₂刺激薬の頻回の使用，感染，ストレスなどの危険因子があると喘息死をきたす可能性があるため，喘息診療の際，これらの因子を避けるように担当医は常に注意しておかなければならない．

3. 喘息の診断

喘息の診断基準は存在しない．したがって，気道過敏性亢進や気道狭窄の可逆性を示唆する症状や患者背景，臨床検査，呼吸機能検査などを組み合わせるとともに，胸部画像検査などで喘息とよく似た症状を呈する疾患との鑑別（表1）も行って，総合的に診断しなければならない．

ところが，典型的な症状に乏しかったり，臨床検査が施行できなかったりして，喘息診断に難渋する症例も見受けられる．日本喘息学会から発行された『喘息診療実践ガイドライン2022』[4]では，器質的疾患を胸部画像検査などで除外した後，喘息診断の際の問診チェックリスト（表2）をもとに喘息を疑い，中用量ICS/LABAを使用して診断的治療を進めていくアルゴリズム（図3）が提示され，実臨床において重宝されている．このガイドラインでは，2型炎症の存在を示

表1 喘息と鑑別すべき疾患（文献[1]より引用）

1	上気道疾患：喉頭炎，喉頭蓋炎，vocal cord dysfunction（VCD）
2	中枢気道疾患：気管内腫瘍，気道異物，気管軟化症，気管支結核，サルコイドーシス，再発性多発軟骨炎
3	気管支～肺胞領域の疾患：COPD，びまん性汎細気管支炎
4	循環器疾患：うっ血性心不全，肺血栓塞栓症
5	薬剤：アンジオテンシン変換酵素阻害薬などによる咳
6	その他の原因：自然気胸，迷走神経刺激症状，過換気症候群，心因性咳嗽

唆する検査として，血中好酸球数（喀痰中好酸球3%以上で好酸球性の気道炎症の存在を示唆するが，その代用として血中好酸球300/μL以上が目安）や環境中アレルゲン（ダニ，真菌，動物）に対する特異的IgE抗体の測定を推奨している．また，補助診断として，ICS/LABAの開始前後で呼吸機能検査（スパイロメトリー，気道可逆性検査），呼気一酸化窒素濃度（FeNO）測定（50 ppb以上で好酸球性気道炎症の存在を示唆する）が望ましいとされる．また，中用量ICS/LABAを開始する際は，患者への適切な吸入指導が欠かせず，多職種協働（看護師や薬剤師による指導）が必要になる．

4. 喘息の治療について：中用量ICS/LABA開始後の治療の進め方

中用量ICS/LABA開始後のアルゴリズムで喘息と診断

表2 喘息を疑う患者への問診チェック項目リスト（文献[4]より引用）

大項目		■ 喘息を疑う症状（喘鳴，咳嗽，喀痰，胸苦しさ，息苦しさ，胸痛）がある
小項目	症状	□ 1 ステロイドを含む吸入薬もしくは経口ステロイド薬で呼吸器症状が改善したことがある.
		□ 2 喘鳴（ゼーゼー，ヒューヒュー）を感じたことがある.
		□ 3 3週間以上持続する咳嗽を経験したことがある.
		□ 4 夜間を中心とした咳嗽を経験したことがある.
		□ 5 息苦しい感じを伴う咳嗽を経験したことがある.
		□ 6 症状は日内変動がある.
		□ 7 症状は季節性に変化する.
		□ 8 症状は香水や線香の香りで誘発される.
	背景	□ 9 喘息を指摘されたことがある（小児喘息も含む）.
		□ 10 両親もしくはきょうだいに喘息がいる.
		□ 11 好酸球性副鼻腔炎がある.
		□ 12 アレルギー性鼻炎がある.
		□ 13 ペットを飼い始めて1年以内である.
		□ 14 血中好酸球が300/μL以上である.
		□ 15 アレルギー検査（血液もしくは皮膚検査）にてダニ，真菌，動物に陽性を示す.
大項目＋小項目（いずれか1つ以上）があれば喘息を疑う→喘息診断のアルゴリズム		

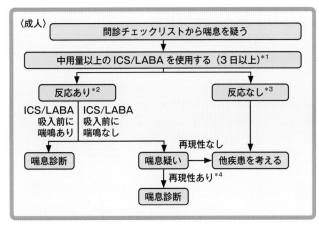

図3 喘息診断のアルゴリズム（文献[4]より引用）

＊1：症状が重篤な場合は，経口ステロイド薬（プレドニゾロン換算で10〜30 mg）を1週間程度併用する

＊2：次に示すいずれかの所見がある場合は喘鳴と関係なく喘息と診断する.
　　　1）ICS/LABA使用前後で1秒量（FEV$_1$）が12％以上かつ200 mL以上の改善
　　　2）FeNO＞50 ppb
　　　3）血中好酸球＞300μL（喀痰中好酸球3％以上の代用マーカー）

＊3：症状が重篤である場合は，喘息であっても「ICS/LABA」の効果が乏しい場合がある

＊4：再現性を調べるには，「ICS＋LABA」の再投与前に気管支拡張薬とヒスタミンH$_1$受容体拮抗薬を投与して治療効果を確認すると，咳喘息とアトピー咳嗽の識別診断が可能になる

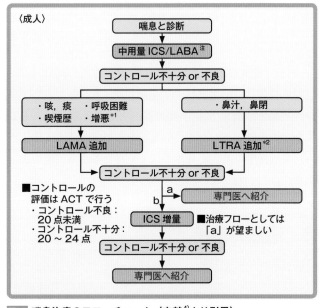

図4 喘息治療のフローチャート（文献[4]より引用）

＊1：全身性ステロイド薬の静脈内投与，または短期間の経口ステロイド薬を必要とする増悪（発作）

＊2：咳，痰，呼吸困難が強い場合はLAMA併用可

注：咳，痰，呼吸困難が強い場合はICS/LABA/LAMA（トリプル製剤）から開始することも可能である.

すれば，それを継続して患者の喘息コントロールを良好に保つように管理していく（図4）[4]．コントロール状態の評価は，JGL2021に示されている項目を確認することが基本になるが（表3）[1]，従来使用されている，より簡便に喘息コントロール状態を把握できる「喘息コントロールテスト（Asthma Control Test；ACT〔グラクソ・スミスクライン株式会社の医療従事者向け情報サイト参照〕）[5]という，便利なツールの使用を『喘息診療実践ガイドライン2022』では推奨している[4]．

もし，中用量ICS/LABAでコントロールがよくならなければ，増悪因子のチェックとその介入を行う（表4）[4]．薬物療法は，フローチャートに従うと，長時間作用性抗

表3 喘息コントロール状態の評価（文献[1]より引用）

	コントロール良好（すべての項目が該当）	コントロール不十分（いずれかの項目が該当）	コントロール不良
喘息症状（日中および夜間）	なし	週1回以上	
増悪治療薬の使用	なし	週1回以上	
運動を含む活動制限	なし	あり	コントロール不十分の項目が3つ以上当てはまる
呼吸機能（FEV_1 および PEF）	予測値あるいは自己最高値の80%以上	予測値あるいは自己最高値の80%未満	
PEF の日（週）内変動	20%未満[*1]	20%以上	
増悪（予定外受診，救急受診，入院）	なし	年に1回以上	月に1回以上[*2]

＊1：1日2回測定による日内変動の正常上限は8%である．
＊2：増悪が月に1回以上あれば他の項目が該当しなくてもコントロール不良と評価する．

表4 増悪因子の種類とその対応：重症化予防チェックリスト（文献[3]より引用）

増悪因子の種類	✓	問診時の CHECK 項目	予防のための対応
アレルゲン		感作アレルゲンの有無	アレルゲン検査の実施，アレルゲンと喘息増悪との関係性を確認
		夏～秋の増悪	アレルゲン検査（ダニなど），アレルゲン回避
		ペット飼育	アレルゲン検査，ペット飼育でのアレルゲン回避の指導
気道感染		感染時における喘息増悪の既往	高齢者ではワクチン接種を推奨，喘息増悪時のアクションプランの提案
合併症・併存症		肥満	減量を指導 無呼吸症の合併も考慮
		睡眠時無呼吸症	睡眠時無呼吸症の検査と治療
		鼻炎	季節性（花粉症）：薬物療法，重症例は抗 IgE 抗体を使用 通年性：耳鼻咽喉科医師に紹介
		ストレス	心身医学療法
		胃食道逆流症	PPI，胃内視鏡検査
嗜好品		喫煙	禁煙指導
		アルコール	アルコール誘発性増悪がある場合，禁酒指導
気象・大気汚染		PM2.5，その他大気汚染物質	居住地域の大気汚染情報の把握，マスク着用などを指導
		台風・気象変化	増悪シーズンの治療強化，アクションプランの提案
薬品・食品添加物		βブロッカー	使用禁止
		NSAIDs	服用歴を調べる 未使用例には服用しないことを指導
		内服または摂取により増悪	誘引となる薬剤や刺激物質の中止
運動		運動による増悪	運動誘発性喘息の可能性
月経・妊娠		月経増悪	月経期間の治療強化
		妊娠増悪	薬剤の安全性について説明，吸入ステロイド薬を中止しないように指導

コリン薬（long-acting muscarinic antagonist；LAMA）やロイコトリエン受容体拮抗薬（leukotriene receptor antagonist；LTRA）を追加する．それでもコントロールが改善しなければ，専門医への紹介が望ましい．

一方，喘息のコントロールが安定すれば，治療のステップダウンが考慮される．『喘息診療実践ガイドライン2022』では，治療ステップダウンの検討条件として，3～6か月間喘息コントロール良好かつ呼吸機能が安定している患者を挙げている[4]．ただし，喘息の基本病態は慢性気道炎症であることを鑑みると，治療ステップダウンによって潜在的な炎症が顕在化し，増悪をきたしてしまうリスクがあるため，注意して進めなければならない．とくに，前年に喘息増悪・救急受診，呼吸機能低値，気道過敏性亢進，喀痰中好酸球増多などに該当する患者では慎重な判断が求められる[4]．

5. 難治性/重症喘息について

喘息患者の5～10%は，コントロールのために高用量 ICS/LABA と他の喘息治療薬（LAMA，LTRA，徐放性テオフィリン薬，経口ステロイド薬，生物学的製剤）を併用しなければならない難治性/重症喘息である．このような患者を診療する際は，診断の洗い直しや服薬アドヒアランスの確認，合併症の確認と治療など，多方面からの介入

が必要なため，呼吸器やアレルギーの専門施設へ紹介すべきである．

　従来，難治性/重症喘息には経口ステロイド薬連用が行われていたが，それによる種々の副作用のため，患者の負担が大きかった．ところが近年の2型炎症メカニズムの解明に伴い，種々の物質をターゲットとした生物学的製剤が発売され，経口ステロイド薬連用よりも優先して使用されるようになった．難治性/重症喘息を診療する専門施設では，生物学的製剤（抗IgE抗体，抗IL-5抗体，抗IL-5受容体α抗体，抗IL-4受容体α抗体，抗TSLP抗体）のなかから適切な薬剤を選択し，診療にあたっている．

おわりに

　喘息患者の病状コントロールを良好にし，健康寿命をのばしていく日常診療のポイントを研修医の皆さんにご理解いただけたなら幸いである．いろいろな診療科で多職種協働が行われているが，アレルギー疾患患者を対象として，一般社団法人日本アレルギー疾患療養指導士認定機構（https://caiweb.jp/）が認定したCAI（Clinical Allergy Instructor）が全国で活躍している．臨床研修施設でCAI資格を取得されたメディカルスタッフがおられたら，必要に応じてコンタクトを取り，協働で喘息診療にあたることをお勧めしたい．

参考・引用文献
1) 一般社団法人日本アレルギー学会 喘息ガイドライン専門部会（監修），「喘息予防・管理ガイドライン2021」作成委員（作成）：喘息予防・管理ガイドライン2021. 協和企画，2021.
2) 岩永賢司・東田有智：日本における気管支喘息の疫学. 日臨，74：1603-1608，2016.
3) 厚生労働省：人口動態統計月報年計（概数）の概況. 2020.
4) 相良博典・東田有智（監修），一般社団法人日本喘息学会（作成）：喘息診療実践ガイドライン2022. 協和企画，2022.
5) グラクソ・スミスクライン株式会社：Asthma CONTROL TEST. https://www.asthmacontroltest.com/（2022年10月閲覧）

Profile

岩永賢司（いわなが たかし）
近畿大学病院 総合医学教育研修センター 教授
1990年 近畿大学 医学部 卒業．同年 同大学 第四内科 研修医，2000年 英国 サウサンプトン大学 サウサンプトン総合病院 留学，2002年 近畿大学 医学部 呼吸器・アレルギー内科学 助手，同 講師，准教授を経て，2021年より現職．

8

NSAIDs 過敏喘息

上出庸介

国立病院機構 相模原病院 アレルギー呼吸器科 医長
同 臨床研究センター 薬剤過敏症研究室 室長（併任）

Point 1 NSAIDs 不耐症とアレルギーの違いを説明できる.

Point 2 NSAIDs 過敏喘息を問診からある程度判断できる.

Point 3 NSAIDs 過敏喘息の注意点を理解できる.

はじめに

NSAIDs 過敏喘息（NSAIDs exacerbated respiratory disease；N-ERD）は気管支喘息，非ステロイド性抗炎症薬（non-steroidal anti-inflammatory drugs；NSAIDs）過敏，鼻茸（好酸球性副鼻腔炎）を3主徴とする疾患である．喘息や副鼻腔炎は重症であることが多く，NSAIDs の誤使用による過敏症状が臨床的に問題となる．また，NSAIDsはさまざまな医療現場で頻用される薬剤であるため，NSAIDs過敏という概念は科を問わず必要な知識と考えられる．本稿ではNSAIDs過敏喘息について，概念から診断，注意点などを述べる．

1. NSAIDs過敏と呼び方について

アレルギー反応は，通常は免疫応答を惹起しない外来抗原や自己抗原に対して過剰な免疫応答を起こすものである．食物アレルギーやほとんどの薬剤アレルギーは，その多くがCoombsとGellの提唱したⅠ型アレルギーであり，免疫グロブリン（immunoglobulin；Ig）Eやマスト細胞が免疫応答の主体となる[1]．一方で，過敏症とは，アレルギーを含む免疫学的機序に加え，不耐症に代表される非免疫学的機序いずれも含んだ概念である．NSAIDsに対する過敏症では，狭義のアレルギーと，非免疫学的機序である不耐症などの概念を意識して診断する必要がある．NSAIDsのアレルギーはIgEやIgGなどが中心となって起こる抗原抗体反応による過敏症状を指し，特定の薬剤に対して反応を示すがその他のNSAIDsには過敏症状を示さない．一方で，不耐症はIgEなどを介さない非免疫学的薬理学的な変調現象であり，NSAIDs不耐症はシクロオキシゲナーゼ（cyclooxygenase；COX）-1阻害作用を有するほぼすべてのNSAIDsに対し過敏症状を示す．アレルギーという用語は一般的に過敏症の概念で使用することもあるが，NSAIDsアレルギーに関してはできるだけ狭義の，IgE機序のアレルギーとした概念で使用したほうが正確である．なお，NSAIDs過敏喘息とは，NSAIDs不耐症の気道型であり，過敏症ではなく不耐症であることに注意が必要である．過敏症に関しての概念を 図1 に，

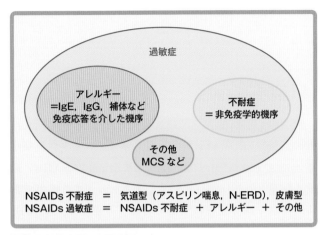

図1 過敏症に関する概念図
MCS：multiple chemical sensitivity（化学物質過敏症），N-ERD：NSAIDs exacerbated respiratory disease（NSAIDs過敏喘息）．

表1 NSAIDsで増悪するアレルギーおよび類縁疾患

1	NSAIDs不耐症（COX-1阻害により生じる反応）	
	気道型：NSAIDs過敏喘息，副鼻腔炎	
	皮膚型：1）CysLTs過剰産生型	気道症状を伴うことがあり，症状が強い
	2）CysLTs非産生型	慢性蕁麻疹の増悪因子としてNSAIDsが作用
	混合型：	
2	NSAID（特定のNSAIDのみ）アレルギー	免疫学的機序．基本的に単一薬剤に対する反応
3	食物依存性運動誘発アナフィラキシー（FDEIA）	NSAIDsが既存アレルギーを顕在化させる場合
4	化学物質過敏症（MCS）	NSAIDsのみならず多種薬剤に対し過敏反応をきたす

CysLTs：cysteinyl leukotriene

また，NSAIDsで増悪する疾患を表1に示す．NSAIDsはそれ自体に対するアレルギーがなくても，他のアレルゲン（食物，薬剤とも）に対する既存アレルギーを顕在化させることがあるため，NSAIDsアレルギーと間違われることがある．また近年では，非免疫学的機序である化学物質過敏症が増加しており，鑑別として重要である．

NSAIDs過敏喘息はプロスタグランジン（prostaglandin；PG）合成酵素であるCOX-1阻害作用を有するNSAIDsにより，上下気道症状（気管支喘息，副鼻腔炎など）を呈する，非アレルギー性機序の後天的疾患である[2]．COX-1阻害作用が強いNSAIDsほど過敏症状を呈しやすく，その一方で選択的COX-2阻害薬は安全に使用できることから，本症の本態はCOX-1阻害薬過敏といえる．歴史的には1902年に最初の症例が確認され，1968年にSamterらによりSamterの3徴候（喘息，NSAIDs過敏，副鼻腔炎）として報告されている[3]．

なお，NSAIDs過敏喘息は，以前はアスピリン喘息（aspirin intolerant asthma；AIA）と呼ばれていた．その後，喘息症状のみならず上下気道症状を呈することが多いことから，国際的にaspirin exacerbated respiratory disease（AERD）と呼ばれるようになった．一方で，アスピリン以外のNSAIDsにも過敏症を呈する疾患であることから，最近ではNSAIDs過敏喘息（NSAIDs exacerbated respiratory disease；N-ERD）という用語が提唱されるようになった．さらにN-ERDでは他疾患と混同する可能性があることから，最近ではNSAIDs-ERDという用語が使用

されつつある．また，非アスピリン喘息はaspirin-tolerant asthma（ATA）ただし非N-ERD（non-N-ERD）という表記も増えている．このため，現在ではAERD，N-ERD，NSAIDs-ERDという言葉などが混在しているが，本稿ではN-ERDで統一する．国内ではアスピリン喘息という言葉が頻用されるが，アスピリンのみならずNSAIDs全般に過敏であることを間違わないことが非常に重要である[4]．

2. 疫学

N-ERDは成人発症喘息の5〜10%を占めており，男女比は1：2と女性に多い．好発年齢は20〜40代だが，とくに30代に発生しやすく，60歳以上や12歳以下の発症はまれとされている[5]．家族内発症は1〜2%程度で遺伝的背景は強くない．疫学データはさまざまな国や地域から報告されているが，いずれもほぼ同等の数値であることから，地理的人種的な差異はないと考えられている[4]．気管支喘息を診る場合，NSAIDs不耐症の有無を確認することは必須だが，一方で気管支喘息全例がNSAIDs不耐症というわけではないため，不用意に喘息症例全例に対しNSAIDsを回避する必要はない．

気管支喘息は診断・治療の進歩によりコントロール可能な症例が増えている一方，高用量の吸入ステロイドに加えその他の長期管理薬による治療にもかかわらずコントロール不良な喘息が存在し，重症喘息といわれている．この重症喘息は一般的に全喘息症例の5〜10%といわれているが[6]，N-ERDは重症喘息が多く，重症喘息症例の20〜

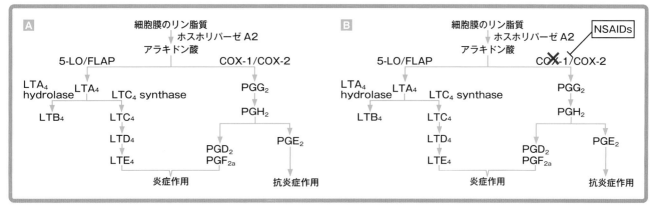

図2 アラキドン酸カスケードとエイコサノイド不均衡（文献1)より改変）
A：アラキドン酸カスケードでは，アラキドン酸からシクロオキシゲナーゼやリポリシゲナーゼによってエイコサノイドが合成される．
B：アスピリン不耐症では，NSAIDsがCOX-1を阻害し，プロスタグランジン産生低下とロイコトリエン産生増加をもたらす．

35％が本症であるとされている[7]．また，N-ERDは高率に副鼻腔炎，とくに好酸球性副鼻腔炎を合併するが，喘息に先行して好酸球性副鼻腔炎症状が先行することが多い．上下気道に強い好酸球性炎症があるため，喘息はもちろんこの副鼻腔炎も重症となりやすい[2]．なお，喘息発症時にはすでにNSAIDsに対する過敏体質を獲得しており，この過敏体質が自然消失することはほとんどなく生涯にわたって持続する[4]．

アスピリン（＝アセチルサリチル酸）はサリチル酸系に属する酸性非ステロイド性の解熱鎮痛消炎剤である．しかし，2000年ごろまでは着色料（タートラジン）や添加物，果物や野菜に含まれる天然サリチル酸塩に対する過敏反応が強調されていたが，通常の経口摂取量での喘息増悪はまれである[8]．ただし，添加物（とくにパラベンや亜硫酸塩）を含有した医薬品の急速投与やミント摂取，練り歯磨きにより，とくに重症不安定症例では過敏反応を生じる場合がある[7]．また，天然のサリチル酸は香辛料に多く含まれており，香辛料が多い食事（辛口カレー，エスニック食など）で呼吸器症状を訴えるケースがあるが，機序は解明されていない．

3. 発生機序と病態

発生機序は不明である．ウイルス感染説，自己免疫説，黄色ブドウ球菌感染とその抗原によるアレルギー説など過去に提言されているが，どの仮説も根拠に乏しい．また，NSAIDs使用歴と過敏症出現との関連はなく，IgEメカニズムのような感作による過敏症成立ではない．このため，IgEメカニズムを利用した検査（皮膚テストや血液検査など）では過敏症の検出はできない．

N-ERD病態を説明するうえで，アラキドン酸カスケードが用いられる．すなわち，必須脂肪酸であるリノール酸から生合成されたアラキドン酸という脂肪酸を出発点として，プロスタグランジンやトロンボキサン，ロイコトリエンなどの脂質メディエーターを作る代謝経路である（図2A）[1]．アラキドン酸はさらにCOX経路を介したプロスタグランジン産生，5-lipoxygenase（5-LO）経路を介したロイコトリエンとその代謝産物であるcysteinyl leukotriene（CysLT）産生の経路がある．N-ERDではCOX-1阻害薬で上下気道閉塞症状が誘発されるが，この際，エイコサノイド不均衡が顕著となる（図2B）[1]．一方で，安定期でもその不均衡は確認されており，とくに抗炎症性脂質メディエーターであるプロスタグランジンE_2（PGE_2）の減少がつねにみられる．COX活性低下による慢性的なPGE_2減少がCysLT過剰産生や抗炎症性メディエーターであるリポキシン低下をきたし，マスト細胞や2型自然リンパ球（group 2 innate lymphoid cell；ILC2）活性化を誘導する[9]（7章参照）．このCysLT過剰産生に伴い，N-ERDではleukotriene E_4（LTE_4）産生が亢進しており，尿中LTE_4濃度も非N-ERD患者の3〜5倍になっている．さらに，NSAIDs投与時には尿中LTE_4は数十倍にも増加し，濃度上昇と症状の程度が相関する．LTE_4に加え，尿中プロスタグランジンD_2（PGD_2）代謝産物も増加をきたし症状に相関する[10]．尿中

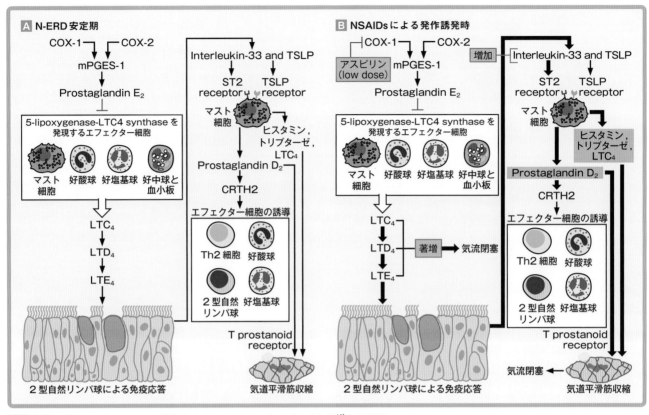

図3 脂質メディエーターによって惹起されるN-ERDのメカニズム（文献[12]より引用）

LTE$_4$は副鼻腔手術後に著明に減少することから，鼻茸がCysLTの主要産生源と考えられる．また，近年，ILC2がN-ERDの病態に深く関与していることが明らかとなりつつある．ILC2は好酸球性副鼻腔炎の病態でも重要視されているが，アスピリン負荷試験で血中ILC2が減少し，鼻茸中のILC2が増えることが確認されている[11]．N-ERDに関与する免疫細胞を図3[12]に示す．安定期はアラキドン酸カスケードで産生されたPGE$_2$がマスト細胞や好酸球などのエフェクター細胞を抑制しているが，COX-1阻害薬によりPGE$_2$産生が抑制されると，各種エフェクター細胞がCysLTs産生を生じる．最終代謝産物であるLTE$_4$がILC2を介してマスト細胞を刺激し，PGD$_2$などの炎症性脂質メディエーターによりさまざまな臨床症状が生じる．

4. 症状

N-ERDに伴う気管支喘息では，思春期以降，とくに20～40代に発症する非アトピーもしくは比較的アトピー体質の弱い喘息を特徴とする．喘息は重症が多く，持続的な気流閉塞をきたしやすい[4]．N-ERDかつ女性は喘息の難治化因子である[13]が，まれにNSAIDs誤飲時にのみ喘息発作が出現するという軽症例がある．副鼻腔炎では鼻茸を伴う好酸球性副鼻腔炎を合併しやすく，これに伴い嗅覚低下を認めることが非常に多い．この鼻症状は喘息発症に数年先行することが多い．近年，吸入ステロイドの普及に伴い喘息症状が安定化する症例が増えてきている一方で，慢性好酸球性副鼻腔炎や好酸球性中耳炎などの病態はコントロール不良である症例が増加傾向である．

NSAIDsによる発作誘発時には，喘息発作と強い鼻症状（鼻閉，鼻汁，嗅覚低下）が出現し，顔面を中心とした全身紅潮，流涙・眼結膜充血，胸痛，消化管症状（腹痛，下痢，悪心・嘔吐），蕁麻疹などのさまざまな症状を認めることがある．一般的にNSAIDs内服の場合は30分～2時間以内に過敏症が出現するが，貼付剤や腸溶剤では発現が遅くなる[7]．また，好酸球性中耳炎症状を半数以上に，好酸球性腸炎症状を約30%に，異型狭心症様の胸痛を10～20%

に認める．なお，発作には不応期があり，一度NSAIDsによる発作後が生じると，その後1週間程度はNSIADsによる発作が誘発されないことがある．

5．診断方法

N-ERDは前述のとおり，アレルギー機序ではなくIgE感作は関与しない疾患であるため，皮膚検査（プリックテストや皮内テストなど）や血液検査（特異的IgE検査など），好塩基球刺激試験，リンパ球刺激試験（drug-induced lymphocyte stimulation test；DLST）では診断できない．

国際的にもアスピリン内服負荷試験がゴールドスタンダードであるが，侵襲性を伴う検査であり，対応できる施設は限られる[2]．少量のアスピリンから内服開始し，症状や呼吸機能の1秒量低下がないことを確認しながら漸増していく負荷試験である．試験方法の詳細は成書に譲る．アスピリン負荷試験は喘息症状が安定しており肺機能がほぼ正常であるときにのみに行い，報告されているアスピリン負荷量と負荷間隔を守り，習熟した医師のもとでの実施が必須である．なお，前述の不応期の関係から，検査前1週間以内にNSAIDsを誤って服用し発作が生じた場合は延期とする．妊婦，精神疾患患者（うつ病など），重症免疫疾患では負荷試験は禁忌である．アスピリン内服負荷試験の感度は80〜89％，特異度は93％と比較的感度，特異度ともに高く報告されている[14]ため，明確な誘発歴があるにもかかわらず負荷試験で陰性である場合は，NSAIDsで誘発した潜在的な食物依存性運動誘発アナフィラキシー（food-dependent exercise-induced anaphylaxis；FDEIA）や食物アレルギーを疑い，その疾患の可能性も検索すべきである．

負荷試験が困難な場合には問診が非常に重要となる．問診では，①喘息発症後のNSAIDs使用歴とその副反応，②嗅覚障害，③鼻茸や副鼻腔炎の既往・手術歴の3つを確認するとよい．成人発症であること，香辛料やミントによる上下気道症状なども参考となる．NSAIDs過敏については問診上，過去に2種類以上の異なる構造のNSAIDsに対する誘発歴があれば，診断の可能性が高まる．一方で，単独のNSAIDのみに過敏症状があるものの他のNSAIDsの安全な使用歴があ

れば，N-ERDよりもNSAIDsアレルギーの可能性が高まる．CysLT産生が亢進された病態であり，安定期の尿中LTE4は非N-ERDより高値であるものの，国際的にコンセンサスのあるカットオフ値はない．また，その他脂質メディエーターを含めた診断バイオマーカーは現在のところない．

診断には鑑別診断が非常に重要である．先述のとおり，NSAIDsで増悪するアレルギーや類縁疾患はさまざまある（表1）．なお，NSAIDs不耐症には気道型であるN-ERDの他に，蕁麻疹や血管浮腫が生じる皮膚型があるが，気道型と皮膚型は合併すること（混合型）は少ない．NSAIDs不耐症以外のNSAIDsによる増悪疾患としては，単一種類のNSAIDがハプテンとして作用し過敏反応を惹起する，いわゆるNSAIDアレルギーや，FDEIAなどがある．FDEIAは小麦などアレルゲンとなる食物抗原摂取と運動によりアナフィラキシーが誘発されるが，NSAIDsが原因食物摂取と重なると誘発されやすい．近年，鑑別疾患として化学物質過敏症（multiple chemical sensitivity；MCS）が非常に重要とされている．MCSは多種の構造の異なる化学物質に対して非特異的な症状が誘発される原因不明の非アレルギー疾患である．必ずしも化学構造上類縁ではない多種の薬剤に対してさまざまな症状を生じ，NSAIDsでも生じうることから，NSAIDs不耐症と誤診されやすい．NSAIDs不耐症と鑑別するためには，日常生活臭や多種の薬剤でも症状が悪化するかどうかを確認する．MCSが疑われる場合は負荷試験をできるだけ避ける．MCS患者に負荷試験を行うと，誘発症状が長期にわたってみられ，また改善できる対応方法もないためである．なお，MCSにはゴールドスタンダードとなる診断方法はないが，QEESI（Quick Environmental Exposure and Sensitivity Inventory）という問診票が国際的にも頻用されている．

6．治療

NSAIDs不耐症に対する根本的治療はない．N-ERD患者における気管支喘息の治療は通常の喘息と基本的に同じである．すなわち，吸入ステロイドを中心に，β刺激薬，ロイコトリエン拮抗薬，抗コリン薬，テオフィリン薬など

を用いる治療で，詳細は他稿に譲る．なお，CysLT過剰産生のため，ロイコトリエン拮抗薬が効果的と考えられやすいが，実際に日本で市販されているロイコトリエン拮抗薬にN-ERD特異的な有効性を確認した報告は存在しない．理由として，現状のロイコトリエン拮抗薬はCysLT1受容体拮抗薬であるが，N-ERDはCysLT3受容体炎症がより重要であることが考えられている[7]．

NSAIDsによる発作時は0.1%アドレナリン注射（ボスミン®）が奏功する．上下気道症状のみならず肺外症状に対しても有効性が示されているが，この奏功機序は不明な点が多いとされている．その他通常の喘息発作時と同様に，ネブライザーを用いたβ刺激薬の使用やステロイド（後述の注意必要），酸素吸入などが用いられる．

本邦で気管支喘息に適応を有する抗体製剤は4種類あり，それぞれ抗IgEモノクローナル抗体（オマリズマブ〔総称名：ゾレア®〕），抗IL-5モノクローナル抗体（メポリズマブ〔総称名：ヌーカラ®〕），抗IL-5受容体モノクローナル抗体（ベンラリズマブ〔総称名：ファセンラ®〕），抗IL-4受容体αモノクローナル抗体（デュピルマブ〔総称名：デュピクセント®〕）である．いずれもN-ERD症例でも使用されているが，N-ERDの保険適用ではなく重症喘息での適用となることに注意が必要である．なお，デュピルマブはN-ERDに高率に合併する好酸球性副鼻腔炎にも保険適用がある．このうち，オマリズマブはN-ERDに対し上下気道症状を改善させ，CysLT過剰産生とPGD₂代謝産物過剰産生を減らすことが報告されている．さらに，RCTにより，オマリズマブは3回投与でアスピリン感受性の消失あるいは軽減が証明されている[15, 16]．オマリズマブによるNSAIDs過敏消失の原因はわかっていない．同様に，デュピルマブが上下気道の改善とアスピリン感受性を消失させることが報告されている[17]．これもオマリズマブ同様に原因は不明だが，デュピルマブは2型炎症を抑制し，ILC2活性や数を減少させることがわかっていることから，N-ERD病態に深く関与しているILC2の制御が原因であると考察されている．いずれも大規模な研究でのさらなる解析が必要と考えられる．

アスピリン減感作（aspirin desensitization）療法とい

う治療が，抗体製剤開発より以前から一部の国や地域で行われている．N-ERDではアスピリン投与後に数日間の不応期が生じるため，これを利用してアスピリンを連日服用することで発作を起こさせなくする治療法である．なお，アレルゲンに対する減感作は現在免疫療法といわれるが，アスピリン減感作は免疫療法ではなく，正確にはNSAIDsに対する耐性の維持治療である．しかしながら，国内外問わずアスピリン減感作と呼ばれるため，本稿でもこの名前を使用することとする．欧米の一部の施設ではアスピリン減感作療法がN-ERDの治療として実施されており，二重盲検試験でもその効果は証明されている[18]．とくに，気管支喘息や慢性副鼻腔炎の標準治療に抵抗性がある場合や，NSAIDsの長期使用が必要な疾患（関節リウマチ，虚血性心疾患や脳血管障害など）を合併した場合によい導入例とされていた．少量より内服を開始し，最終的にアスピリン650〜1300 mg/日を維持量として毎日内服する．これにより，アスピリン以外のNSAIDsに対しても耐性が獲得される．しかしながら，消化器症状を中心とした副作用がみられ，日本人ではその頻度がさらに高くなる．また，副鼻腔炎症状には効果があるものの，喘息症状に対しての効果が不十分であり，投与中止後短期間でNSAIDs過敏性が戻るため，十分に普及はしていない[7]．

7. 気をつけなければいけないこと

当然ながらNSAIDsの誤使用は禁忌であるが，実際には診断確定後にもNSAIDsを誤使用する症例が少なからず存在する．患者には口頭だけでなくパンフレットなどを用いて繰り返し説明することが望ましい（表2）[19]．また，内服以外の剤形，坐薬，貼付剤，塗布薬，点眼などにも注意するよう説明が必要である．なお選択的COX-2阻害薬であるセレコキシブは倍量投与でもN-ERDで発作が起きないことが確認されている[20]が，ごくまれに，重症例かつ不安定例では増悪しうる．アセトアミノフェンは従来安全とされたが，米国では1000〜1500 mg/回の負荷でN-ERD症例の34%で呼吸機能低下を示したとの報告がある．これにより欧米では500 mg/回以下が推奨されており，

表2 N-ERDへの指導例やパンフレットに記載すべき事項（文献[20]より引用）

1	薬剤アレルギーカード（患者カード）を主治医に作成してもらい，いつも携帯し，必ず医療機関や薬局で提示する．
2	自己判断での薬剤使用は危険です．主治医や専門医に前もって相談する．
3	ピリンアレルギーやアスピリンアレルギーとは異なり，ほとんどすべての解熱鎮痛薬で発作が起きることを理解する．
4	飲み薬だけでなく，坐薬や貼り薬，塗り薬でも起きることを理解する．
5	この過敏体質は，原則的に一生続くため，ぜんそくがよくなっていても油断して使用しない．
6	解熱鎮痛薬以外の薬である抗生物質などは安全に使用できることを理解する．あらゆる薬を拒否するのは，誤りである（具体的な対応策は主治医と相談する）．

表3 N-ERDおける静注用ステロイドの選択について（文献[7]より改変）

	コハク酸エステル型（急速静注は禁忌）	リン酸エステル型（添加物に注意）
ヒドロコーチゾン	ソル・コーテフ®サクシゾン®など	水溶性ハイドロコートン®など
プレドニゾロン	水溶性プレドニン®など	―
メチルプレドニゾロン	ソル・メドロール®など	―
デキサメタゾン	―	デカドロン®など
ベタメタゾン	―	リンデロン®など

内服薬が望ましい．静注薬はリンデロン，デカドロンなどリン酸エステル型をゆっくり投与する．

本邦でも同様の対応が望ましい[7]．

　N-ERD患者に副腎皮質ステロイドホルモン剤の急速静注は禁忌である．一方，内服薬に用いられるステロイド製剤はその構造式が内因性コーチゾルに類似しており過敏症状は生じにくい．このため，N-ERDに副腎皮質ステロイドホルモンを使用する場合は内服が第1選択となる．N-ERDはリン酸エステルよりコハク酸エステル構造に過敏反応を呈することが多いため，教科書的にはコハク酸エステル型ステロイド製剤の急速静注は禁忌とされている．これは重症例ほど，大量急速投与時ほど増悪しやすく，静注後数分で発症し，ときに死に至る．一方，リン酸エステル型ステロイド製剤は構造的には過敏症状は出ないが，そのほとんどが水溶液で添加物が含まれる．発作の報告もあることから急速投与は筋注も含めて安全とはいえず，1～2時間以上かけての点滴投与が望ましい（表3）[7]．

おわりに

　喘息や副鼻腔炎の治療進歩に伴い，N-ERDに関しても適切な管理・対応方法を行うことで難治性病態をコントロールできるようになってきた．一方で，病態は不明な点が多く，負荷試験以外に診断方法に欠け，治癒方法もない．さらには，診断確定後にNSAIDs誤使用症例が少なからず存在するなど，社会的な問題点も山積みである．一方で，実臨床では負荷試験せずとも問診である程度診断ができ，また，患者への説明やパンフレットを用いた対応などで事故を防ぐことが可能である．N-ERDの診断やマネジメントの観点で，本稿が読者の皆さまの明日からの診療に役立つことを期待したい．

参考・引用文献

1) 一般社団法人日本アレルギー学会：アレルギー総合ガイドライン2019．協和企画，pp882-884，2019．

2) Kowalski ML, Agache I, Bavbek S, et al.: Diagnosis and management of NSAID-Exacerbated Respiratory Disease (N-ERD)-a EAACI position paper. *Allergy*, 74: 28-39, 2019.

3) Samter M, & Beers RF Jr: Intolerance to aspirin. Clinical studies and consideration of its pathogenesis. *Ann Intern Med*, 68: 975-983, 1968.

4) Taniguchi M, Mitsui C, Hayashi H, et al.: Aspirin-exacerbated respiratory disease (AERD): Current understanding of AERD. *Allergol Int*, 68: 289-295, 2019.

5) Szczeklik A, Nizankowska E, & Duplaga M: Natural history of aspirin-induced asthma. AIANE Investigators. European Network on Aspirin-Induced Asthma. *Eur Respir J*, 16: 432-436, 2000.

6) 一般社団法人日本呼吸器学会 難治性喘息診断と治療の手引き2019作成委員会：難治性喘息診断と治療の手引き2019．メディカルレビュー社，2019．

7) 谷口正実：アスピリン喘息（NSAIDs過敏喘息）．日内会誌，102：1426-1432，2013．

8) Virchow C, Szczeklik A, Bianco S, et al.: Intolerance to tartrazine in aspirin-induced asthma: results of a multicenter study. *Respiration*, 53: 20-23, 1988.

9) Laidlaw TM, & Cahill KN: Current Knowledge and Management of Hypersensitivity to Aspirin and NSAIDs. *J Allergy Clin Immunol Pract*, 5: 537-545, 2017.

10) Higashi N, Taniguchi M, Mita H, et al.: Aspirin-intolerant asthma (AIA) assessment using the urinary biomarkers, leukotriene E4 (LTE4) and prostaglandin D2 (PGD2) metabolites. *Allergol Int*, 61: 393-403, 2012.

11) Eastman JJ, Cavagnero KJ, Deconde AS, et al.: Group 2 innate lymphoid cells are recruited to the nasal mucosa in patients with aspirin-exacerbated respiratory disease. *J Allergy Clin Immunol*, 140: 101-108, 2017.

12) Laidlaw TM, & Boyce JA: Aspirin-Exacerbated Respiratory Disease--New Prime Suspects. *N Engl J Med*, 374: 484-488, 2016.

13) Fukutomi Y, Taniguchi M, Tsuburai T, *et al.*: Obesity and aspirin intolerance are risk factors for difficult-to-treat asthma in Japanese non-atopic women. *Clin Exp Allergy*, 42: 738-746, 2012.

14) Rodríguez-Jiménez JC, Moreno-Paz FJ, Terán LM, *et al.*: Aspirin exacerbated respiratory disease: Current topics and trends. *Respir Med*, 135: 62-75, 2018.

15) Hayashi H, Fukutomi Y, Mitsui C, *et al.*: Omalizumab for Aspirin Hypersensitivity and Leukotriene Overproduction in Aspirin-exacerbated Respiratory Disease. A Randomized Controlled Trial. *Am J Respir Crit Care Med*, 201: 1488-1498, 2020.

16) Taniguchi M, Heffler E, Olze H, *et al.*: The Role of Omalizumab in NSAID-Exacerbated Respiratory Disease: A Narrative Review. *J Allergy Clin Immunol Pract*, 10: 2570-2578, 2022.

17) Mustafa SS, & Vadamalai K: Dupilumab increases aspirin tolerance in aspirin-exacerbated respiratory disease. *Ann Allergy Asthma Immunol*, 126: 738-739, 2021.

18) Świerczyńska-Krępa M, Sanak M, Bochenek G, *et al.*: Aspirin desensitization in patients with aspirin-induced and aspirin-tolerant asthma: a double-blind study. *J Allergy Clin Immunol*, 134: 883-890, 2014.

19) 国立病院機構相模原病院臨床研究センター：症状と対応：アスピリン喘息（NSAIDs過敏喘息）．https://sagamihara.hosp.go.jp/rinken/crc/nsaids/condition01/index.html（2022年10月閲覧）

20) Szczeklik A, & Stevenson DD: Aspirin-induced asthma: advances in pathogenesis, diagnosis, and management. *J Allergy Clin Immunol*, 111: 913-921, 2003.

Profile

上出庸介（かみで ようすけ）
国立病院機構 相模原病院 アレルギー呼吸器科 医長／
同 臨床研究センター 薬剤過敏症研究室 室長（併任）
1979年 生まれ．2004年 群馬大学 医学部 医学科 卒業．初期臨床研修（群馬大学医学部附属病院）ののち，公立富岡総合病院，NHO西群馬病院，群馬大学で勤務．群馬大学大学院 博士課程 修了．2017年より現職，2021年 名称変更．

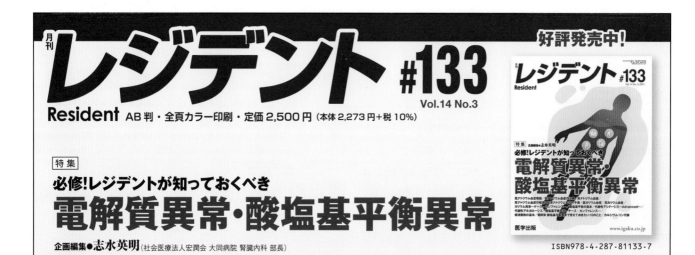

9

アナフィラキシー

廣川尚慶 [1], 平田博国 [2]

1) 獨協医科大学 埼玉医療センター 呼吸器・アレルギー内科 後期レジデント
2) 獨協医科大学 埼玉医療センター 呼吸器・アレルギー内科 准教授

Point 1 アナフィラキシーの症状に関して理解できる.

Point 2 アナフィラキシーの誘因に関して, さまざまな原因で起きることを理解できる.

Point 3 アナフィラキシーを疑った場合, 迅速に対応することができる.

Point 4 アナフィラキシーの予防と管理の重要性を理解することができる.

はじめに

アナフィラキシーとは, 「アレルゲンなどの侵入により, 複数臓器に全身性にアレルギー症状が惹起され, 生命に危機を与えうる過敏反応」[1] と定義されており, アナフィラキシーに血圧低下や意識障害を伴う場合をアナフィラキシーショックという. アナフィラキシーの出現時には, 生命の危機を生じるため, 迅速に対応する必要がある. アナフィラキシーの要因として, 医薬品, 食物, 昆虫毒 (ハチ毒) が挙げられる. 本稿では, アナフィラキシーの診断, 機序, 疫学, 誘因, 症状, 治療や予防などの総論に加え, 毎年死亡者数が多く報告されている医薬品や昆虫毒 (ハチ毒) の各論について概説する. 食物に関しては他章に詳細に概説されているため, 本章では省略する.

1. アナフィラキシーの診断基準[2]

以下の1, 2の2つの基準のいずれかを満たす場合, アナフィラキシーである可能性が高い.

1. 皮膚, 粘膜, またはその両方の症状 (全身性の蕁麻疹, 瘙痒または紅斑, 口唇・舌・口蓋垂の腫脹など) が急速に (数分〜数時間で) 発症した場合であり, さらに少なくとも以下のA〜Cの1つを伴う.

   A. 気道/呼吸：呼吸不全 (呼吸困難, 呼気性喘鳴・気管支れん縮, 吸気性喘鳴, PEF〔peak expiratory flow〕低下, 低酸素血症など)
   B. 循環器：血圧低下または臓器不全に伴う症状 (筋緊張低下, 失神, 失禁など)
   C. その他：重度の消化器症状 (重度のけいれん性腹痛, 反復性嘔吐など)

2. 典型的な皮膚症状を伴わなくても, 当該患者にとって既知のアレルゲンまたはアレルゲンの可能性がきわめて高いものに曝露されたあと, 血圧低下や気管支れん縮または吸気性喘鳴や変声, 嚥下痛などの喉頭症状が急速に (数分〜数時間で) 発症した場合.

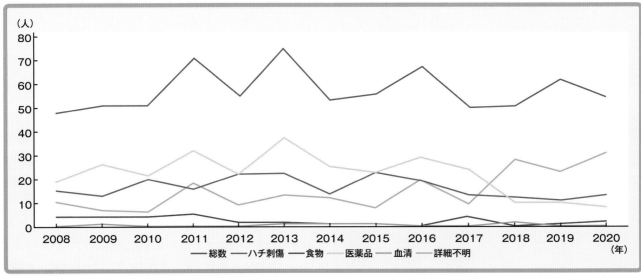

図1 アナフィラキシーによる死亡数（文献[4]より筆者作成）

2. アナフィラキシーの発症機序

　アナフィラキシーの多くはIgEが関与する免疫学的機序により発生し，最も多くみられる誘因は食物や刺咬昆虫（ハチ，蟻）の毒，薬剤などが挙げられる．薬剤は，IgEが関与しない免疫学的機序およびマスト細胞を直接活性化することによってもアナフィラキシーの誘因となる可能性がある．またハチ毒に関しても，多量のハチ毒曝露による外因性タンパクや酵素類，ヒスタミンなどの影響（toxic作用）によるアナフィラキシー類似反応で全身症状を起こすことがある．アナフィラキシーの発症機序をまとめると以下のようになる[2]．

- IgEが関与する免疫機序→食物，薬剤，造影剤，職業性アレルゲン，刺咬昆虫毒，環境アレルゲン，天然ゴムラテックス
- IgEが関与する免疫機序→食物，薬剤，造影剤，職業性アレルゲン，刺咬昆虫毒，環境アレルゲン，天然ゴムラテックス
- 非免疫学的機序（直接的なマスト細胞活性化）→物理的要因（運動，寒冷，熱，日光など），アルコール，薬剤（オピオイド）
- 特発性アナフィラキシー（明らかな誘因がない場合）

3. アナフィラキシーの疫学

　世界全体におけるアナフィラキシーの生涯有病率は0.3〜5.1％と推定されている[2]．日本の文部科学省の「学校生活における健康管理に関する調査」において，平成25年度のアナフィラキシーが既往にある児童生徒の割合は，小学生が2万8280人（0.6％），中学生が1万254人（0.4％），高校生が4245人（0.3％）となっている[3]．また厚生労働省の人口動態統計において，2001年から2020年の間にアナフィラキシーショックによる死亡数は全体で1161人，主な内訳はハチ刺傷で371人，食物で49人，医薬品で452人となっている（図1）[4]．

4. アナフィラキシーの誘因（表1）

　アナフィラキシーの誘因特定には，発症時から数時間以内における飲食物や薬剤，運動，急性感染症の罹患，精神的ストレスなど，アレルゲン物質への曝露，経過に関する詳細な情報に基づいて行う．アナフィラキシーの特異的誘因の多くは世界共通であるが，年齢により異なり，食生活や刺咬昆虫に曝露する頻度，薬剤の使用率で地域によっても異なっている．日本アレルギー学会認定教育研修施設におけるアナフィラキシー症例の集計調査（2015年2月〜2017年10月まで調査対象施設内で発症または救急受診し

表1 アナフィラキシーの誘因の割合と詳細（文献[1]より引用）

食物	n = 522	医薬品	n = 89
牛乳	112（22%）	診断用薬	29（33%）
鶏卵	103（20%）	抗生物質製剤	14（16%）
小麦	65（12%）	NSAIDs	14（16%）
落花生	42（8%）	腫瘍用薬	12（14%）
クルミ	21（4%）	血液製剤	3（3%）
魚	18（3%）	免疫療法	2（2%）
魚卵	17（3%）	ワクチン	2（2%）
果物	16（3%）	その他	9（10%）
ソバ	11（2%）	不明	4（5%）
大豆	11（2%）	FDEIA	n = 40
エビ	11（2%）	果物	11（28%）
カシューナッツ	8（2%）	小麦	7（18%）
イカ	6（1%）	牛乳	6（15%）
マカダミアナッツ	5（1%）	鶏卵	2（5%）
アーモンド	2（0.4%）	その他	3（8%）
大麦	2（0.4%）	不明	11（28%）
ふきのとう	2（0.4%）	昆虫刺傷	n = 34
その他	5（1%）	アシナガバチ	14（41%）
不明	65（13%）	スズメバチ	5（15%）
経口免疫療法	n = 19	ミツバチ	2（6%）
牛乳	10（53%）	その他	3（9%）
鶏卵	6（32%）	不明	10（29%）
小麦	3（16%）		

FDEIA：food-dependent exercise-induced anaphylaxis

表2 医薬品によるアナフィラキシー（文献[7]より引用）

	機序	薬剤（例）
アレルギー	即時型アレルギー ・特異的 IgE を介した反応 ・化学構造の類似により交差	多くの薬剤（抗菌薬，アレルゲンエキス，ホルマリン，クロルヘキシジン，インスリン，生物学的製剤，抗腫瘍薬，NSAIDs や造影剤の一部など）
不耐性	非免疫学的反応 ・薬理学的変調体質	NSAIDs，ACE 阻害薬など
偽アレルギー	免疫学的反応 ・補体（C3a，C5a）の活性 ・Mas-related G protein-coupled receptor（MRGPRX）2 への作用	造影剤，抗腫瘍薬，輸血製剤，麻酔薬，筋弛緩薬，免疫学的製剤など

たアナフィラキシー患者）で767人（男性463人，年齢中央値6歳）の誘因の割合は表2のとおりになっている．とくに頻度が高いものは，食べ物（68.1%），医薬品（11.6%），食物依存性運動誘発性アナフィラキシー（5.2%），昆虫刺傷（4.4%）となっている[1]．

医薬品によるアナフィラキシー [7]

医薬品によるアナフィラキシーには，①IgE抗体を介した即時型アレルギー，②解熱消炎鎮痛薬，アンジオテンシン変換酵素（angiotensin-converting-enzyme；ACE）阻害薬，線溶系薬剤や防腐剤による不耐性，③造影剤，抗腫瘍薬や生物製剤などによる偽アレルギー反応がある（表2）[7]．

近年の医薬品による死亡者数は，年間10～30人と報告されている．医薬品におけるアナフィラキシーの原因頻度に関しては，X線造影剤を含む診断用薬や血液製剤を含む生物学的製剤が最多であり，次に抗腫瘍薬や抗生物質製剤

が原因となる．またさまざまな医薬品がアナフィラキシー発症の誘因になる可能性があり，複数回安全に使用できた医薬品でもアナフィラキシーを発症する可能性がある．アナフィラキシー症例における死亡例の割合に関しては，診断用薬（28.7%），抗生物質製剤（23.9%）となっており，投与経路に関しては静脈内投与が最多であり，投与経路別の死亡率は冠動脈内投与が最多である[2]．そのため，アナフィラキシー発症の危険性が高い医薬品を静脈内投与する場合は，少なくとも薬剤投与開始後から約5分間は注意深く患者を観察する必要がある．下記にアナフィラキシーを起こす可能性がある医薬品に関して記載する．

造影剤

造影剤に関しては，通常IgEは関与しないとされているが，一部例では関与しうるとされている．数千件に1件の割合でアナフィラキシー発症の可能性があるとされており，近年用いられている非イオン性，低浸透圧造影剤の重症副作用の割合は0.04%である．またX線造影剤やMRI造影剤でも，気管支喘息がアナフィラキシー重症化因子として挙げられており，緊急時などの必要時に投与することが原則となっている．重篤な症状は複数回の造影検査を受けた患者に多いとされている[6]．

抗生物質製剤

セフェム系やペニシリン系，カルバペネム系などのβラクタム系が最多となっておりキノロン系を含む合成抗菌薬を原因となりうる．ペニシリンアレルギーの5～16%の患者はセフェム系に反応を起こすことが報告されている[6]．

生物学的製剤

投与直後や投与数時間後，薬剤によっては24時間以降にアナフィラキシーの発生が報告されている[2]．多くは機序不明であり，初回投与や複数回投与後でも起こることがある．

輸血製剤

重症アレルギー症状は，血小板製剤（6000例に1例），赤血球製剤（5万1000例に1例），血漿製剤（8800例に1例）と比較的に多く報告されている[2]．症状に関しては，発熱やまれに急性肺障害も起こりうるとされている．

抗腫瘍薬

白金製剤（オキサリプラチンやカルボプラチンなど）が最多であるが，タキサン系（パクリタキセルやドセタキセル：とくに溶解剤としてポリオキシエチレンヒマシ油を含む薬剤）などの抗腫瘍薬も原因となることが多いとされている．発症機序として即時型アレルギー反応と偽アレルギー反応がある．オキサリプラチンやカルボプラチンは，数回使用後にアナフィラキシー症状が現れることがあり，アレルギー感作によるものが考えられる．牛肉や豚肉などの獣肉やカレイの卵に対するアレルギーの患者ではセツキシマブによるアナフィラキシー症状が現れることがある．発症機序として，獣肉およびセツキシマブに含まれるα-GALに対する即時型アレルギーの関与が示唆されている．

解熱鎮痛薬（NSAIDsなど）

アスピリンなどのNSAIDs（non-steroidal anti-inflammatory drugs）のうち，1剤のみで起こる場合と複数薬剤のいずれでも起きる場合がある．通常IgEは関与しないが，1剤のみでアナフィラキシーが起こる事例では関与するとされている．

筋弛緩薬

全身麻酔中に発症したアナフィラキシーの原因として最多（50～70%）である．

局所麻酔薬

自覚症状を訴える患者は多いが，アレルギー機序はまれであり，心理要因や添加されている保存剤や血管収縮薬が原因であることが多い．

ACE阻害薬

非常にまれであるが，ACEによるブラジキニンの分解がACE阻害薬によって阻害されるため，ブラジキニンが分解されず，その作用が遷延ないし増強し，結果的に血管透過性の亢進をもたらして血管性浮腫を引き起こすことがある．

漢方薬

小柴胡湯，柴朴湯などで報告がある．漢方薬はそもそも複数の生薬の「合剤」であり，原因成分が含有されるものであれば，いずれの製剤でも生じる可能性が考えられるので注意が必要である．

アレルゲン免疫療法

皮下注射法の場合には，とくに増量過程でアナフィラキシーが生じる可能性があり，100万注射機会に1回重篤な全身反応が生じ，2300万注射機会に1回の頻度で死亡例がある．維持療法においても投与量の誤り，または注射間隔の極端な延長などにより，アナフィラキシーが発生する可能性がある．またアレルゲン免疫療法による全身症状の頻度は，皮下注射法で1127例中23例，舌下免疫療法で451例中9例であり，アドレナリン投与が必要であった事例は2例のみであった．我が国の舌下免疫療法による重篤な全身症状の頻度は，ダニ舌下錠で0.0～0.5%，スギ花粉舌下錠では0%と報告されている[8]．

消毒用剤

消毒用製剤によるアナフィラキシーとして，ポビドンヨード，グルクロン酸クロルヘキシジン，オルトフタルアルデヒド，ホルムアルデヒド／パラホルムアルデヒドによるものがある．ポビドンヨード，グルクロン酸クロルヘキシジンは創面の消毒に用いる際，アナフィラキシーを惹

起するが，とくに粘膜面の消毒で発症しやすい．オルトフタルアルデヒドで殺菌消毒した内視鏡によるアナフィラキシー発症の報告もある[6]．歯科治療時にホルムアルデヒドまたはパラホルムアルデヒドを用いて歯根処置を行った場合は数時間後にアナフィラキシー症状が出現することがある．パラホルムアルデヒドはホルムアルデヒドを徐放するが，ホルムアルデヒドは歯根尖孔や象牙細管を通って，歯の外へ徐々に漏出し，発症閾値濃度に到達するまでに時間がかかるため，遅発性に発症すると考えられている．

添加物

薬剤の添加物がアナフィラキシーの原因となることがある．ステロイド注射薬ではパラベンや亜硫酸などの防腐剤が原因となる可能性が考えられている．カルボキシメチルセロースはステロイド注射薬や胃透視の際に用いられるバリウム造影剤に含まれており，アナフィラキシーの原因として知られている．ポリオキシエチレン硬化ヒマシ油はビタミンK_2注射液によるアナフィラキシーが原因として示唆された．皮膚テスト陽性であることも報告されており，アレルギー反応であることが考えられている．塩化リゾチームは卵アレルギーがある場合に，また乳酸菌製剤，ミデカマイシン，肝不全用成分栄養剤散は牛乳アレルギーがある場合にアナフィラキシーの原因となることがある．

ハチなどの昆虫刺傷のアナフィラキシー

近年のハチ刺傷による死亡者数は，年間10〜20人と報告されている[3]．ハチ毒アレルギーの診断において，ハチ刺傷による全身症状の出現歴とハチ毒特異的IgE抗体の測定が重要である．臨床的に最も重要なハチの種類として，スズメバチ科（スズメバチ亜科，アシナガバチ亜科），ミツバチ科の大きく3種類に分類され，ハチ刺傷のアナフィラキシーはアシナガバチ，スズメバチ，ミツバチの順に多い．ハチ毒には多種類のアレルゲンが含まれているが，スズメバチおよびアシナガバチの主要アレルゲンは，フォスフォリパーゼA_1やantigen5などで，共通抗原性が知られ

表3 ハチ目の主要アレルギー（文献[6]より引用）

Allergen Source	Allergen	Molecular Weight (kD) SDS-PAGE
スズメバチ (yellow jacket)	Ves v1 (phospholipase A1)	35
	Ves v2 (hyaluronidase)	45
	Ves v5 (antigen 5)	25
アシナガバチ (wasp)	Pol d1 (phospholipase A1)	35
	Pol d2 (hyaluronidase)	45
	Pol d5 (antigen 5)	25
ミツバチ (honey bee)	Api m1 (phospholipase A2)	19
	Api m2 (Hyaluronidase)	45
	Api m3 (acid phosphatase)	49
	Api m4 (melittin)	3
ヒアリ (imported fire ant)	Sol i1 (phospholipase)	18
	Sol i2	28
	Sol i3 (antigen 5-like protein)	26
	Sol i4	15

ている（表3）[6]．そのため，アシナガバチに刺されてアナフィラキシー反応を呈した患者は，スズメバチに刺されても同様の症状を呈することがある．一方，ミツバチの主要なアレルゲンは，フォスフォリパーゼA_2やmelittinなどで，他種のハチ毒との共通抗原性は低い．ハチ毒以外の昆虫毒アナフィラキシーとして，オオハリアリやヒアリなどのアリ刺傷によるアナフィラキシー発症例や死亡例が報告されている[1,9]．

5. アナフィラキシーの臨床症状

アナフィラキシーが発症する臓器は多種であり，通常症状は皮膚・粘膜，上気道・下気道，消化器，心血管系，中枢神経系のなかの複数の器官系に生じる．皮膚および粘膜症状はアナフィラキシー患者の80〜90％，気道症状は最大70％，消化器症状は最大45％，心血管系症状は最大45％，中枢神経系は最大15％に発現するとされている[10]．発症初期には，進行の速さや最終的な重症度の予測が困難であり，数分で死に至ることがある．

また致死的反応において呼吸停止または心停止までの中央値は，薬物5分，ハチ刺傷15分，食物30分との報告がある[11]．

主な臨床症状に関しては，下記に記載する．

● 皮膚・粘膜：紅潮，瘙痒感，蕁麻疹，血管性浮腫，麻疹様発疹，立毛，眼結膜充血，流涙，口腔内腫脹

表4 アナフィラキシーの重症度分類（文献[1]より引用）

		グレード1（軽症）	グレード2（中等症）	グレード3（重症）
皮膚・粘膜症状	紅斑・蕁麻疹・膨疹	部分的	全身性	←
	瘙痒	軽い瘙痒（自制内）	瘙痒（自制外）	←
	口唇，眼瞼腫脹	部分的	顔全体の腫れ	←
消化器症状	口腔内，咽頭違和感	口，のどのかゆみ，違和感	咽頭痛	←
	腹痛	弱い腹痛	強い腹痛（自制内）	持続する強い腹痛（自制外）
	嘔吐・下痢	嘔気，単回の嘔吐・下痢	複数回の嘔吐・下痢	繰り返す嘔吐・便失禁
呼吸器症状	咳嗽，鼻汁，鼻閉，くしゃみ	間欠的な咳嗽，鼻汁，鼻閉，くしゃみ	持続的な咳嗽	持続する強い咳き込み，犬吠様咳嗽
	喘鳴，呼吸困難	−	聴診上の喘鳴，軽い息苦しさ	明らかな喘鳴，呼吸困難，チアノーゼ，呼吸停止，SpO$_2$≦92%，締め付けられる感覚，嗄声，嚥下困難
循環器症状	頻脈，血圧	−	頻脈（+15回/分），血圧軽度低下，蒼白	不整脈，血圧低下，重度徐脈，心停止
神経症状	意識状態	元気がない	眠気，軽度頭痛，恐怖感	ぐったり，不穏，失禁，意識消失

血圧低下：1歳未満<70 mmHg，1〜10歳<〔70＋(2×年齢)〕mmHg，11歳〜成人<90 mmHg
血圧軽度低下：1歳未満<80 mmHg，1〜10歳<〔80＋(2×年齢)〕mmHg，11歳〜成人<100 mmHg

- 下気道：呼吸数増加，息切れ，胸部絞扼感，激しい咳嗽，喘鳴/気管支けいれん，チアノーゼ，呼吸停止
- 呼吸器：鼻瘙痒感，鼻閉，鼻汁，くしゃみ，咽頭掻痒感，咽喉絞扼感，発声障害，嗄声，上気道性喘鳴，断続的な乾性咳嗽
- 消化器：腹痛，悪心，嘔吐，下痢，嚥下障害
- 心血管系：胸痛，頻脈，徐脈（まれ），その他の不整脈，動悸，血圧低下，失神，失禁，ショック，心停止
- 中枢神経系：切迫した破滅感，不安，拍動性頭痛，不穏状態，不動性めまい，トンネル状視野

多くの患者は30分以内（早ければ数分以内）に上記の症状を呈し，重症であるほど出現時間は短い．アナフィラキシー発症の数時間後に再び全身症状が出現する遅発反応（2相性反応）も報告されている[2]．2相性反応は成人の最大23%，小児の最大11%のアナフィラキシーに発生し，2相性反応の約半数は最初の反応後6〜12時間以内に出現するとされている．

6. アナフィラキシーの重症度分類（表4）

アナフィラキシーの重症度（Grade）判定は，表4を参考として最も高い重症度を示す器官の重症度によって行い，重症度を適切に評価し，各器官の重症度に応じた治療を行う．

7. 治療

初期対応（図2）[2]

アナフィラキシーを疑った場合は，図2のように初期対応を迅速に行う必要がある[6]．アナフィラキシー発症時には体位変換を機に急変する可能性があるため，急に座ったり立ち上がったりする動作は行わず，原則として仰臥位にする．また呼吸困難出現時は坐位，妊娠している場合は左側を下にして半側臥位，意識消失の場合は回復体位にする．

院内で準備するべき薬剤以外の医療器具は，酸素ボンベやリザーバーつきアンビューマスク，挿管用器具や除細動器，血圧計，静脈ルート確保のための用具一式などさまざまなものがある．

薬物治療：第1選択薬（アドレナリン）

アナフィラキシーと診断した場合または強く疑われる場合は，大体中央の前外側に0.1%アドレナリン（1：1000，1 mg/mL）0.01 mg/kgをただちに筋肉注射する．アドレナリンの最大投与量は，成人：0.5 mg，小児：0.3 mgである．経静脈投与は，心停止もしくは心停止に近い状態で必要となってくるが，それ以外では不整脈，高血圧の有害作用を起こす可能性があるので推奨されない．アドレナリンの血中濃度は筋肉注射後10分程度で最高となり，40分

① アナフィラキシーを認識し，治療するための**文書化された緊急時用プロトコール**を作成し，定期的に実地訓練を行う．

② 可能ならば，**曝露要因を取り除く**．
例：症状を誘発していると思われる検査薬や治療薬を静脈内投与している場合は中止する．

③ **患者を評価する：気道／呼吸／循環，精神状態，皮膚，体重**を評価する．

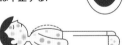

ステップ4・5・6を速やかに並行して行う

④ **助けを呼ぶ**：可能ならば蘇生チーム（院内）または救急隊（地域）．

⑤ 大腿部中央の前外側に**アドレナリン**（1：1000（1mg/mL）溶液）0.01mg/kg を筋注する（最大量：成人 0.5 mg，小児 0.3 mg）．**投与時刻を記録し**，必要に応じて**5～15分毎に再投与する**．ほとんどの患者は 1～2回の投与で効果が得られる．

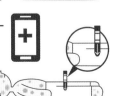

⑥ 患者を**仰臥位**にする，または呼吸困難や嘔吐がある場合は楽な体位にする．下肢を挙上させる．突然立ち上がったり座ったりした場合，数秒で急変することがある．

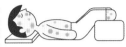

⑦ **必要な場合**，フェイスマスクか経口エアウェイで**高流量（6～8 L／分）の酸素投与**を行う．

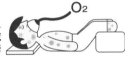

⑧ 留置針またはカテーテル（14～16 G の太いものを使用）を用いて**静脈路を確保**する．**0.9％（等張）食塩水 1～2 L の急速投与を考慮する**（例：成人ならば最初の 5～10 分に 5～10 mL/kg，小児ならば 10 mL/kg）．

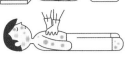

さらに

⑨ **必要に応じて胸部圧迫法で心肺蘇生**を行う．

⑩ **頻回かつ定期的に患者の血圧，心拍数・心機能，呼吸状態，酸素濃度を評価する**（可能ならば持続的にモニタリング）．

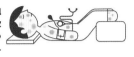

図2 アナフィラキシーの初期対応（文献[1]より引用）

程度で半減するため，症状が治療抵抗性を示す場合は5～15分ごとに繰り返しアドレナリンを投与する．妊娠中のアナフィラキシー患者に対しても，母体の循環動態を守ることが胎児を守ることにつながるためアドレナリン筋肉注射の適応となる．βブロッカー投与中などの患者はアドレナリンに反応しない場合があり，グルカゴンが有効な可能性がある．グルカゴンは短時間作用性であり，1～5 mg（小児：20～30 μg/kg，最大1 mg）をゆっくり5分以上かけて静脈内投与する．気道の安全性を確保し，悪心や嘔吐，高血糖に注意しながら投与後の観察を行う．必要に応じて5～10分ごとに1 mgずつの投与を繰り返す，または5～15 μg/分で持続点滴静脈内投与を行う．

薬物治療：第2選択薬（アドレナリン以外）

薬物治療に関しては第1選択薬であるアドレナリンが最優先である．H_1 および H_2 受容体拮抗薬は皮膚症状を緩和するが，その他の症状への効果は確認されておらず，H_1 抗ヒスタミン薬の急速静脈内投与は血圧低下を引き起こす可能性がある．第2世代の抗ヒスタミン薬は，第1世代の抗ヒスタミン薬と同等の効果があり，眠気などの副作用が少ない可能性があるが，十分なデータは認めていない．β_2 アドレナリン受容体刺激薬は喘鳴，咳嗽，息切れなどの下気道症状に有効であるが，上気道閉塞などの症状には無効とされている．ヒドロコルチゾンまたはメチルプレドニゾロンの静脈内投与やプレドニゾロンなどの経口投与などのグルココルチコイド投与は作用時間に数時間を要し，2相性反応を予防すると考えられているが有害な影響を及ぼす可能性が報告されている．

症状別の治療

呼吸促拍

呼吸促拍を呈し，アドレナリンを複数回投与した全患者に対して，低酸素血症が認められなくてもフェイスマスクまたは経口エアウェイによる流量6～8 L/分の酸素投与を行う．

喘息や喘息以外の慢性呼吸器疾患または，血管疾患を合併しているアナフィラキシー患者に対しても酸素投与を検討する．

低血圧

アナフィラキシーショックは血液分布異常性ショックに分類され，ショックの初期には血圧低下が目立たない

ことがあり，経時的な全身観察・モニタリングを行う必要がある．初期治療に対して難治性の血圧低下またはショックが患者に認められる場合は，アドレナリンの静脈内投与を考慮する．状況により，昇圧薬やその他の薬剤の静脈投与の追加（ドパミン，ドブタミン，ノルアドレナリンなど）を必要とする．

補液

末梢血管抵抗の低下により前負荷が減少しており，補液により心拍出量の増加を促し，血行動態の安定化をもたらすことが期待されている．血圧を上昇させるための手段ではなく，心停止を予防するための処置として積極的に治療・管理を行う．血圧が低く，アドレナリンへの反応が不良時には，等張晶質液（0.9％食塩水など）を初期輸液として1〜2 L/bodyを約1時間程度でボーラス投与する．細胞外液製剤であれば乳酸リンゲル液を投与しても問題ないが，3号液などの維持輸液製剤は不適切である．

重症例に対する治療（気道確保）

アナフィラキシー患者に対する挿管が必要な場合，対応可能な最も経験豊富な医療従事者が実施する．患者の舌および咽頭粘膜が腫脹し，血管性浮腫および多量の粘液分泌があると，喉頭や上気道の解剖学的指標がわかりにくく，気管内チューブの挿入が困難になることがある．アドレナリン投与により気道狭窄が改善しない場合は気管内挿管，さらに気管切開や穿刺が必要な場合がある．

8.　予防

アナフィラキシー発症に対する対策・予防法として，患者への生活指導，アドレナリン自己注射薬の携帯および薬剤アレルギーに対する脱感作療法やハチ毒アレルギーに対するハチ毒抽出エキスを用いた減感作療法（アレルゲン免疫療法）がある．現在アレルゲン免疫療法は保険適用がなく，生活指導とエピペン®の処方および適正使用を徹底することが重要である．

生活指導

飲食物や医薬品などでアナフィラキシーを発症した場合は，原因となる飲食物や医薬品などの摂取を行わないようにする．またハチ刺傷などの昆虫刺傷によるアナフィラキシーに関しては，職業性に発症することがあるためハチの巣に近づかないことや服装を黒い服ではなく白っぽい服を着るなどといった生活指導を行う必要がある．

携帯用アドレナリン自己注射製剤（エピペン®）

携帯用アドレナリン自己注射製剤は，欧米では市販されており容易に入手できる．

我が国では，登録医によって処方することができ，2011年9月に保険適用された．

昆虫刺傷に対するアドレナリンの有効性として，アナフィラキシー発症30分以内に注射した場合，死亡者は認められないが，30分を超えると死亡率は高くなる[5]．このため呼吸停止または心停止するまでの時間の早い薬剤やハチ毒によるアナフィラキシーに対する自己注射のタイミングとしては，アナフィラキシー発症直後に嘔気，発汗，めまい，蕁麻疹，震えなどのなにかしらの全身症状が出現した場合，ただちに注射することが望まれる．ハチ刺傷におけるエピペン®の処方適応は，現在明確にはされていないが，ハチ毒やその他の昆虫に起因する全身性アナフィラキシー症状の既往のある人は絶対適応と考える．またハチと同じ生活環境にいる人で，過剰反応経験者およびアナフィラキシーの既往はないがハチ特異的IgE抗体陽性の人は，アナフィラキシーを発症する危険性が高いため，エピペン®を携帯する必要があると考える．

減感作療法（アレルゲン免疫療法）[7]

ハチ毒抽出エキス用いたアレルゲン免疫療法は，ハチ毒アレルギー患者における唯一の根本的治療であり，維

持量（100 µg）に到達するまでの方法としてさまざま報告されている[5]．ハチ毒アレルギー患者におけるハチ毒抽出エキス用いたアレルゲン免疫療法の施行を欧州やアメリカのアレルギー学会におけるガイドラインでは推奨している[5]．維持療法として，4〜8週間隔で皮下注射を行い，少なくとも3〜5年以上の継続が必要である．我が国では，ハチ毒抽出エキスを用いたアレルゲン免疫療法の保険適用はないため，一部の専門医療機関でのみ施行されている．

脱感作療法（薬剤）

欧州アレルギー・免疫学会が2010年に作成した薬物過敏症に対する急速脱感作のコンセンサスステートメント[12]によると，脱感作の適応として①被疑薬の代替薬がない場合（例：梅毒陽性の妊婦へのペニシリン投与やプラチナ製剤がとくに有効ながん患者），②被疑薬が代替薬よりも臨床的に有効な場合（結核治療薬のなかでも中心となる抗菌薬など）や他にない作用機序を有する場合が挙げられている．また，実際に脱感作プロトコルが行われる薬剤として抗菌薬（主にペニシリン），インスリン，サルファ薬，抗悪性腫瘍薬や生物学的製剤などが報告されている．コントロール困難な喘息や血行動態不安定，管理困難な心血管疾患がある場合，重篤かつ致死的な免疫毒性反応（Stevens-Johnson症候群と中毒性表皮壊死融解症，薬剤性過敏症症候群など）の既往がある薬剤については禁忌とされている．

9. 症例提示

症例：55歳 男性

〔主訴〕全身蕁麻疹，呼吸苦
〔現病歴〕当日の15時ごろに屋外業務をしていたところ，後頭部を1匹のアシナガバチに刺された．刺傷10分後より全身蕁麻疹と呼吸苦が出現したため，家族から救急要請され，当院搬送中に意識消失となった．
〔アレルギー歴〕特記事項なし
〔職業〕造園業
〔身体所見〕意識レベル（JCS Ⅲ-3），血圧 82/46 mmHg，体温 36.4℃，SpO$_2$ 92%（酸素6 L投与下），眼瞼・顔面腫脹あり，胸部：聴診上wheezeを聴取，心雑音なし，腹部：腹痛あり，反跳痛なし，筋性防御なし，皮膚：体幹部や両腕に蕁麻疹あり
〔その後の経過〕顔面腫脹，全身蕁麻疹などの皮膚症状，呼吸苦，wheeze聴取などの呼吸器症状および血圧低下を認めたため，アナフィラキシーショックと診断し，ただちにアドレナリン0.3 mgを筋肉注射後，静脈確保し生理食塩水を急速投与した．10分後には意識レベルの改善および血圧 100/72 mmHgに上昇を認めた．2相性反応出現の可能性があったため，救急救命科で入院対応とした．経過中，症状に再燃は認められず翌日退院とした．

過去にハチ刺傷歴があり，アシナガバチ毒特異的IgE抗体が陽性であり，職業から今後もハチ刺傷リスクが高いため，当院，アレルギー専門外来受診のうえ，エピペン®処方および定期的な教育・指導（エピペン®の継続処方など）のため引き続き外来フォローとなった．

おわりに

アナフィラキシー発症の誘因に関しては，医薬品や飲食物，刺咬昆虫など多岐にわたり特定がなかなか困難なことがある．しかしアナフィラキシー発症後数分で死亡に至る可能性があり，アナフィラキシーを疑った場合は迅速に応援を呼び，初期対応や治療を行う必要がある．また再発予防のためには，原因を特定するとともにアナフィラキシーの際に早期に対応できるように，生活指導などの患者教育やアドレナリン自己注射薬の処方が可能なアレルギー専門医がいる医療機関への受診を積極的に検討する．また食物，薬物アレルギーや医薬品による副作用の既往についての情報を事前に把握し，多職種間で共有することが重要である．

参考文献

1) 一般社団法人日本アレルギー学会（監修），Anaphylaxis 対策委員会（編）：アナフィラキシーガイドライン 2014．一般社団法人日本アレルギー学会，2014

2) 一般社団法人日本アレルギー学会（監修），Anaphylaxis 対策委員会（編）：アナフィラキシーガイドライン 2022．一般社団法人日本アレルギー学会，2022．

3) 文部科学省：平成 25 年度 学校生活における健康管理に関する調査事業報告書．

4) 厚生労働省：人口動態統計「死亡数，性・死因（死因基本分類）別」．

5) 社団法人日本化学療法学会 臨床試験委員会 皮内反応検討特別部会：抗菌薬投与に関連するアナフィラキシー対策のガイドライン（2004 年版）．2004．

6) 平田博国・福島康次：ハチ毒とアナフィラキシー．アレルギー，67：89-97，2018．

7) 平田博国・福島康次：過敏症（1）アナフィラキシー．日本臨牀，77（増刊号 4）：478-484，2019．

8) Rodríguez Del Río P, Vidal C, Just J, *et al.*: The European Survey on Adverse Systemic Reactions in Allergen Immunotherapy (EASSI): A paediatric assessment. *Pediatr Allergy Immunol*, 28: 60-70, 2017.

9) 木村友之・鈴木慎太郎・菅沼宏充ほか：オオハリアリの虫刺症によるアナフィラキシーの 1 例．アレルギー，69：683-688，2020．

10) Simons FE: Anaphylaxis. *J Allergy Clin Immunol*, 125: s161-s181, 2010.

11) Pumphrey RS: Lessons for management of anaphylaxis from a study of fatal reactions. *Clin Exp Allergy*, 30: 1144-1150, 2000.

12) Cernadas JR, Brockow K, Romano A, *et al.*: general considerations on rapid desensitization for drug hypersensitivity-a consensus statement. *Allergy*, 65:1357-1366, 2010.

Profile

廣川尚慶（ひろかわ ひさのり）
獨協医科大学 埼玉医療センター 呼吸器・アレルギー内科 後期レジデント
同大学 卒業．2019 年 同大学 埼玉医療センター 初期研修一般プログラムを経て，2021 年より現職．

平田博国（ひらた ひろくに）
獨協医科大学 埼玉医療センター 呼吸器・アレルギー内科 准教授
同大学 卒業（医学博士）．2000 年 同大学 内科学（呼吸器・アレルギー）助手，2008 年 同大学 講師を経て，2016 年より現職．

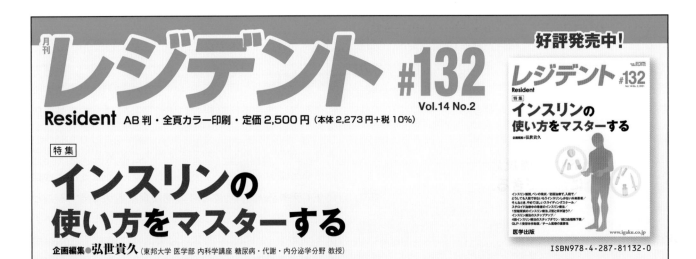

10 口腔アレルギー症候群

矢上晶子

藤田医科大学 ばんたね病院 総合アレルギー科 教授

Point ① 交差抗原性に基づく口腔アレルギー症候群（花粉 - 食物アレルギー症候群）の発症機序を理解できる.

Point ② 代表的な交差反応性抗原を知り，検査に活用できる.

Point ③ 診断のための検査法（血液検査，皮膚テスト）を理解できる.

Point ④ 口腔アレルギー症候群を診断し，薬剤を処方できる.

はじめに

口腔アレルギー症候群（oral allergy syndrome；OAS）は，1987年にAmlotらにより，「口腔粘膜主体の症状からアレルギー症状が始まり，時に全身に波及していくこと」と定義され，これには，甲殻類や，魚や卵なども含まれ，免疫学的機序（IgEを介する反応）だけでなく，非免疫学的機序（食品からのヒスタミン様物質に対する反応）も含まれていた[1]．その後，1988年にOrtolaniらは，シラカンバ花粉症患者の多くにみられる野菜や果物摂取後の口腔内における同様の症状を"OAS"として報告し[2]，花粉抗原との交差反応性により症状が誘発されることを明らかにした．これは花粉 - 食物アレルギー症候群（pollen-food allergy syndrome；PFAS）と呼ばれ，先行して花粉抗原に感作された患者がそれらと抗原が類似している野菜や果物を摂取すると症状が誘発されることとなる（図1）[3]．

本稿では，主に交差反応性に基づくPFASについて，読者が臨床に活用できることを目標に，臨床症状や原因抗原，検査法について概説する.

1. PFASの症状

野菜や果物を摂取した直後から15分程度で口腔，咽頭，口唇粘膜に刺激感やかゆみが生じる．多くの場合，口腔内過敏反応で症状は留まる．まれに，口腔粘膜の浮腫，水疱を併発し，蕁麻疹や鼻炎症状，喉頭閉塞感などの呼吸器症状，下痢や腹痛などの消化器症状，さらにはアナフィラキシーショックを呈することもある．大豆製品（とくに豆乳）やセロリ，スパイスにより症状が誘発される場合はアナフィラキシーショックなど重篤な全身症状を呈することがあり注意が必要である[4,5]．

2. PFASの発症機序，交差反応性抗原，花粉症からみたPFAS

PFASを引き起こす抗原は，花粉や野菜，果物などの植物の進化の過程で保存され，多種類の植物の細胞に共通し

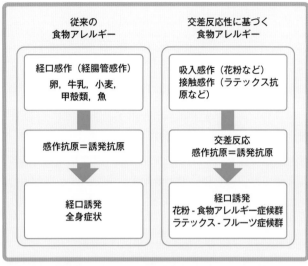

図1 従来の食物アレルギーと交差反応性に基づく食物アレルギー（PFAS）の違い（文献[3]より引用）

表1 PR蛋白質の分類例

ファミリー	特徴
PR-1	抗カビ活性，14～17 kD
PR-2	クラスⅠ，Ⅱ，Ⅲ型エンド-β-1，3-グルカナーゼ，25～35 kD
PR-3	クラスⅠ，Ⅱ，Ⅳ，Ⅴ，Ⅵ，Ⅶエンドキチナーゼ，約30 kD
PR-4	抗カビ活性，win-関連蛋白質，プロヘベインC-端部領域
PR-5	タウマチン，α-アミラーゼインヒビターに類似，オスモチン
PR-6	プロテアーゼインヒビター類，6～13 kD
PR-7	エンドプロテアーゼ
PR-8	クラスⅢエンドキチナーゼ，キチナーゼ/リゾチーム
PR-9	ペルオキシダーゼ，ペルオキシダーゼ類似蛋白質
PR-10	リボヌクレアーゼ活性，Bet v 1-関連蛋白質
PR-11	エンドキチナーゼ活性
PR-12	植物ディフェンシン
PR-13	チオニン
PR-14	脂質輸送蛋白質（LTP），リンゴMal d 3，モモPru p 3
PR-15	シュウ酸酸化酵素
PR-16	シュウ酸酸化酵素類似蛋白質
PR-17	－

て含まれるような酵素や結合性蛋白質である．酵素や結合性蛋白質の機能発現に重要なドメイン構造は突然変異による変化を受けることなく保存されている．しかも，それらは分子の表面に露出している可能性が高い．このような機能性のドメイン構造がIgE抗体に対する共通エピトープを与えたとき，そのドメイン構造を含む蛋白質群がパンアレルゲンになると考えられている．このような交差反応性により，花粉抗原に感作された患者が多種類の野菜や果物に対して口腔過敏反応を呈することになる．

　植物に由来するパンアレルゲンの代表例として，感染特異的（pathogenesis-related；PR）蛋白質が挙げられる[6]（表1）[5]．PR蛋白質は生体防御蛋白質の一群であり，ウイルスや細菌，カビの感染などにより病的状態に陥った植物が，身を守るために誘導する蛋白質群である．PR蛋白質には病原体による感染のほか，エチレンなどの化学物質の適用により誘導されるものや，植物の生長過程の一時期に特定の器官において誘導されるものもある．

シラカンバ花粉症における 花粉-食物アレルギー症候群

　春に飛散するシラカンバ花粉・ハンノキ花粉などのカバノキ花粉は本邦においてPFASを誘発する代表的な花粉である．主要抗原にBet v 1・2がある（表2）．

Bet v 1

　Bet v 1は，分子量が17 kDaで，その一次構造の相同性や生理活性（リボヌクレアーゼ活性）からPR-10ファミリーに属するとされる[7]．この群にはバラ科の果実の主要抗原であるMal d 1（リンゴ），Pra a 1（サクランボ），Pyr c 1（洋ナシ）や，セリ科のApi g 1（セロリ），Dau c 1（ニンジン）が属する．この群の蛋白はアミノ酸配列の類似性が高く，たとえばBet v 1とMal d1のアミノ酸配列には64.4%の相同性が認められる．このためシラカンバのBet v 1に反応するIgE抗体が果実由来のPR-10蛋白質にも反応し，PR-10蛋白質を含有する野菜や果物を摂食した際にOAS症状を呈する．これらの蛋白は加熱処理や酵素処理などにより消化されやすいことから立体構造に依存しているとされる．なお，Bet v 1やMal d 1は病原体の感染や各種のストレス要因，化学物質の適用などにより，植物体にさらに誘導されることが確認されている．

Bet v 2（プロフィリン）

　Bet v 2（プロフィリン）は12～15 kDaの蛋白で，細胞骨格に関連したすべての真核生物に存在するアクチン重合蛋白であり，植物において広範な交差反応性を示す[8]．プロフィリンはシラカンバ，イネ科，ヨモギの花粉や多くの食物に存在し，パンアレルゲンとして認識されている．

表2 代表的な交差反応性抗原

	PR-10 (Bet v 1 homologs)	Profilin (Bet v 2 homologs)	LTP (PR-14)
臨床症状	pollen-food allergy syndrome		アナフィラキシー
分子量	17 kDa	14 kDa	9 ～ 10 kDa
食物抗原	モモ（Pru p 1） 大豆（Gly m 4） リンゴ（Mal d 1） 西洋ナシ（Pyr c 1） サクランボ（Pru av 1） セロリ（Api g 1） ニンジン（Dau c 1） イチゴ（Fra a 1） アンズ（Pru ar 1） ピーナッツ（Ara h 8）	モモ（Pru p 4） リンゴ（Mal d 4） 西洋ナシ（Pyr c 4） サクランボ（Pru av 4） セロリ（Api g 4） ニンジン（Dau c 4） 大豆（Gly m 3） バナナ（Mus xp 1） トマト（Lyc e 1） ピーナッツ（Ara h 5）	モモ（Pru p 3） リンゴ（Mal d 3） 西洋ナシ（Pyr c 3） サクランボ（Pru av 3） アンズ（Pru ar 3） オレンジ（Cit s 3） トマト（Lyc e 3）
花粉抗原	シラカンバ（Bet v 1） ハンノキ（Aln g 1）	シラカンバ（Bet v 2） ヨモギ（Art v 4） 〔ラテックス（Hev b 8）〕	

同じ植物性食品でも主要抗原が複数存在するため，感作されている抗原により臨床症状が異なる.

多種類の花粉による重複感作患者にプロフィリン陽性者が多いとされる.

イネ科花粉症における花粉-食物アレルギー症候群

　夏季（5月～9月）に飛散するカモガヤ，ハルガヤ，オオアワガエリなどのイネ科花粉もPFASを誘発する. イネ科の花粉症によるPFASは，メロン，スイカ，トマト，ジャガイモ，タマネギ，オレンジ，セロリ，キウイなどが報告されている.

ヨモギ花粉症における花粉-食物アレルギー症候群

　秋に飛散するヨモギ花粉によるPFASの症例報告は，シラカンバやハンノキなどに比べると少ない. 誘発される臨床症状としては，一般的なPFASと同様に，口腔内過敏反応が主であるが，喉や耳の奥の痒み，蕁麻疹，重篤な場合は呼吸困難や消化器症状が誘発される症例もあり，シラカンバ花粉症によるPFASに比べると，アナフィラキシーを含め，より重篤な症状が誘発されることが多いと報告されている[9, 10]. 朝倉らは，シラカンバおよびヨモギの特異IgE抗体値の高い患者の症状を比較しており，シラカンバ特異IgE抗体が高値のOAS患者では多くの症例は口腔咽頭症状を訴え，全身症状を呈する症例が少ないのに対し，ヨモギ特異IgE値が高値のOAS患者では全身症状を呈する重症例が多い傾向を認めたとしている[11]. 我が国における症例報告では，ヨモギ花粉の主要抗原の1つであるArt v 1の関与が疑われたセリ科スパイスアレルギー[12]や，カレースパイスおよびライチによる口腔アレルギー症候群からアナフィラキシーショックに至った症例[13]，ヨモギ花粉症に合併したライチ，野菜，スパイスによるOAS（celery-carrot-mugwort-spice syndrome）の症例[14]，ヨモギ花粉症に合併したカモミールによるOASの症例[15]，カレーライスを摂取するたびに下痢などの反応を繰り返す症例[16]などが報告されている.

その他の植物性交差反応性抗原

　ラテックスアレルギー患者に誘発される野菜や果物アレルギーであるラテックス-フルーツ症候群（latex-fruit syndrome；LFS）もPFASの発症機序に準じている[17]. LFSは，天然ゴムラテックス製手袋などを使用した際に，経皮的に水溶性のラテックス蛋白質，とくにhevein（Hev b 6.02）に感作され，交差反応性に基づきバナナ，クリ，アボカド，キウイなどの果物摂取後に即時型反応が誘発される. LFSにかかわる代表的なパンアレルゲンであるクラスⅠキチナーゼも，生体防御蛋白質の一種のPR蛋白質（PR-3ファミリー）であり，アボカドやクリ，バナナといった植物性食品に含まれる重要な交差反応性アレルゲ

表3 正式に登録・命名されているラテックスアレルゲン

正式名	分子量 (kD)	慣用名	生理的な役割
Hev b 1	14	ラバーエロンゲーションファクター	天然ゴムの生合成. 二分脊椎症患者などに関与
Hev b 2	34/36	ベータ -1,3- グルカナーゼ	生体防御蛋白質
Hev b 3	24	スモールラバーパーティクルプロテイン	天然ゴムの生合成. 二分脊椎症患者などに関与
Hev b 4	53～55	マイクロヘリックスコンポーネント	生体防御蛋白質
Hev b 5	16	酸性ラテックス蛋白質	医療従事者に関与
Hev b 6.01	20	プロヘベイン, ヘベインプレプロテイン	生体防御蛋白質
Hev b 6.02	4.7	ヘベイン	(ラテックスの凝集)
Hev b 6.03	14	プロヘベイン C- 末端側蛋白質	医療従事者に関与
Hev b 7.01	42	パタチン類似蛋白質（B-serum 由来）	生体防御蛋白質
Hev b 7.02	44	パタチン類似蛋白質（C-serum 由来）	天然ゴムの生合成を阻害
Hev b 8	14	ラテックス プロフィリン	構造蛋白質
Hev b 9	51	ラテックス エノラーゼ	糖分解酵素
Hev b 10	26	Mn- スーパーオキサイドジスムターゼ	ラジカルの消去
Hev b 11	33	ラテックス クラス I キチナーゼ	生体防御蛋白質
Hev b 12	9.3	ラテックス 脂質輸送蛋白質（LTP）	生体防御蛋白質
Hev b 13	42	ラテックス エステラーゼ	生体防御蛋白質
Hev b 14	30	ヘバミン	生体防御蛋白質
Hev b 15	7.5	セリンプロテアーゼインヒビター	蛋白質分解酵素阻害物質

ンであることが明らかにされている[18]（表3）. クラス I キチナーゼは 33 kDa で, ラテックスアレルギーの主要抗原の 1 つであるヘベイン（Hev b 6.02〔4.7 kDa〕）に相当する構造単位を N- 末端部に含む. このヘベインに類似した部分構造が, 抗ヘベイン IgE 抗体に対するエピトープを提供すると考えられている. また, 典型的な PFAS ではないが, 我々が知っておくべき抗原として脂質輸送蛋白質（lipid transfer protein；LTP）が挙げられる. LTP は, 花粉症を併発しないタイプの果物・野菜アレルギーの原因物質として, PR-14 ファミリーに分類される[19]. 分子量は 9 kDa で, ヨモギ花粉（Art v 3）やクリ花粉（Cas s 8）, モモ, サクランボ, リンゴ, イチゴ, ヒマワリの種などの食物に含まれる. この群は花粉抗原に感作されていなくても症状を呈し, 熱や消化酵素に強い抗原蛋白であるためアナフィラキシー症状など重篤な臨床症状を誘発する[20]. 天然ゴムラテックスに含まれる LTP もラテックスの主要抗原の 1 つ（Hev b 12）として登録されている[21].

3. PFAS の検査法

複数の野菜や果物により症状が誘発されていることが多いため, 詳細な問診で検索すべきアレルゲンを想定したうえで, ①抗原特異 IgE 抗体価測定, ②皮膚テストを行う. 特異 IgE 抗体価は, 偽陽性あるいは偽陰性の結果がもたらされる場合があるため臨床症状や皮膚テストの結果とともに評価する. プリックテストは, 検査実施前に同意書を用いて文書による同意を得ることを勧める.

抗原特異 IgE 抗体測定

粗抗原として患者が症状を訴える食材や花粉抗原の特異 IgE 抗体（CAP-FEIA）を測定する（花粉抗原では, スギ, ヒノキ, ハンノキ, シラカンバ, カモガヤ, オオアワガエリ, ブタクサ, ヨモギなど. 果物では, キウイ, モモ, リンゴなど）. しかしながら, 偽陰性, 偽陽性があるため, 近年は component resolved diagnostics（CRD）を用いた検査が可能となりつつある. 果物や野菜などの粗抽出抗原を構成する蛋白質分子は, 「アレルゲンコンポーネント（構成成分）」あるいは「コンポーネント」と呼ばれ, コンポーネントアレルゲンに対する特異 IgE 抗体は, より臨床症状を反映している. 現在, PFAS に関連し保険収載されているアレルゲンコンポーネントには, PR-10 である **Gly m 4** があり, シラカンバ花粉症患者において豆乳を飲んで即時型反応が誘発された場合では特異 **Gly m 4** 抗体を測定すると有用である.

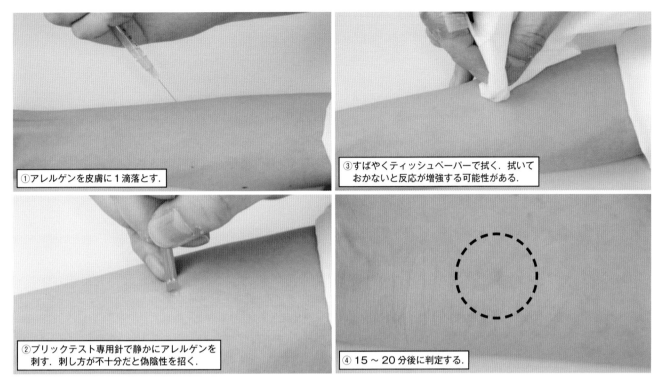

①アレルゲンを皮膚に1滴落とす.

③すばやくティッシュペーパーで拭く. 拭いておかないと反応が増強する可能性がある.

②プリックテスト専用針で静かにアレルゲンを刺す. 刺し方が不十分だと偽陰性を招く.

④ 15 ～ 20 分後に判定する.

図2 プリックテストの手技

皮膚テスト（プリックテスト）[22]

プリックテストは, 即時型アレルギー反応に対する検査として, その安全性や有用性, 簡便さから欧米で高く推奨されている検査である. 方法はプリックテスト専用針によりアレルゲンを少量皮膚に入れ, 15 ～ 20 分後に出現した膨疹径を測定する（図2）. 検査や結果の解釈が正しく行われれば, 高い感度と特異度を有し安全に行える検査である. すべての年齢の患者に適しているが, 乳児および2歳児未満の幼児および高齢者においては反応が弱くなる傾向がある. 全身反応の誘発に備え, 救急処置の準備をしておく.

プリックテストの準備

プリックテストを行うためには, プリックテスト専用針（SmartPractice® プリックランセット〔SmartPractice 社〕やバイファケイテッドニードル〔製造販売企業：株式会社東京エム・アイ商会 / 製造企業：ALO 社〔米国〕〕と陽性コントロール（アレルゲンスクラッチエキス陽性対照液「トリイ」ヒスタミン2塩酸塩〔鳥居薬品株式会社〕）および陰性コントロール（アレルゲンスクラッチエキス対照液「ト

リイ」もしくは滅菌生理食塩水）を準備する.

PFASで用いるプリックテスト用試薬としては, 診断用スクラッチエキス73品目（鳥居薬品株式会社, 保険収載）があり（表4）[23], 適宜使用する. さらに, 未承認試薬であるが, リコンビナントアレルゲン（Biomay recombinant allergens：Biomay 社, オーストリア）（https://www.biomay.com/shop/）も医師の責任のもと, 説明同意のうえ実施することも可能である（図3）. 主要アレルゲンや交差反応性アレルゲンを検査に用いることにより, より臨床症状を反映した反応を確認できる可能性がある. ラテックスの主要抗原であるHev b 6やシラカンバのBet v 1, Gly m 4などが有用である.

野菜や果物を用いる場合は, プリック針を直接, 野菜や果物に刺し, そのまま, すぐに皮膚面に刺す（prick to prick test〔図4, 図5〕）. 多くの果物は冷凍したものを用いても適切に反応を誘発することができる[24].

偽陰性を避けるため, プリックテストに影響を及ぼす可能性のある薬剤の中止時期を以下に挙げる[25].

①H_1-抗ヒスタミン薬はプリックテストの4～5日, 理想的には7日前に中止する.

②H_2-抗ヒスタミン薬はプリックテストの24時間前に中止する.

表4 診断用スクラッチエキス一覧73品目（文献[23]を参考に作成）

濃度	分類	種類
100000 JAU/mL	ダニ	ダニ（D.F. + D.P.）
	ハウスダスト	ハウスダスト
1：10	穀類	小麦粉・米・コンニャク粉・ソバ粉・トウモロコシ・パン・モチ米
	卵・牛乳	牛乳・卵黄・卵白
	魚類	アジ・イワシ・カツオ・カレイ・キス・サケ（生）・サバ・サンマ・タラ・ヒラメ・ブリ・マグロ
	貝・甲殻類	アサリ・イカ・エビ・カキ（貝）・カニ・タコ・ハマグリ
	野菜類	エダマメ（ダイズ）・キャベツ・ゴマ・シイタケ（乾）・ジャガイモ・タケノコ・タマネギ・トマト・ニンジン・ホウレン草・ラッカセイ
	果実類	アーモンド・リンゴ
	その他	イースト（パン種）・ココア・チョコレート
	表皮類	犬毛・兎毛・猫毛
	雑類	アサ布・イネワラ・キヌ・モミガラ・綿
1：20	花粉類	アカマツ花粉・アキノキリン草花粉・カナムグラ花粉・カモガヤ花粉・キク花粉・クロマツ花粉・スギ花粉・チモシー花粉・ヒメガマ花粉・ブタクサ花粉・ホウレン草花粉・ヨモギ花粉
1：100	ダニ	ダニ
	真菌類	アスペルギルス・アルテルナリア・カンジダ・クラドスポリウム・ペニシリウム

※陽性対照液（アレルゲンエキス陽性対照液「トリイ」ヒスタミン二塩酸塩），対照液も販売している．

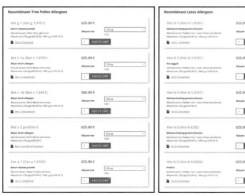
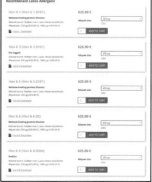

Recombinant Tree Pollen Allergens　Recombinant Weed Pollen Allergen
Recombinant Grass Pollen Allergens　Recombinant Dust Mite Allergens
Recombinant Insect (Hymenoptera) Venom Allergens
Recombinant Food Allergens
Recombinant Mould Allergen
Recombinant Latex Allergens
https://www.biomay.com/shop/ （2022年2月）

図3 海外から購入できるリコンビナントアレルゲン
（Biomay recombinant allergens）

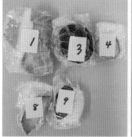
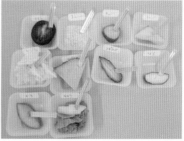

図4 患者持参品（生の野菜や果物）

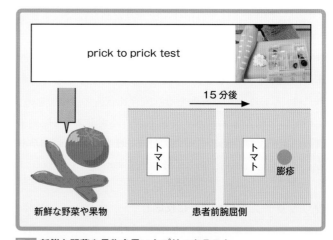

図5 新鮮な野菜や果物を用いたプリックテスト
新鮮な野菜や果物はそのままプリックテストに用いる．

③ H_1-抗ヒスタミン活性を有する抗うつ薬はプリックテストの7日前に中止する．

④ ロイコトリエン拮抗薬を中止する必要はない．

⑤ 検査が実施される部位への強力なステロイド外用薬はプリックテストの3週間前に中止する．

プリックテストの判定（図6）[26, 27]

さまざまな判定方法が用いられている．以下に，代表的な判定方法を記載する．

● プリックテストを実施した15〜20分後に膨疹の大きさをmm単位で測定し，最長径とその中点に垂直な径の平均値の反応を大きさとする．

● 膨疹径が3mm以上もしくは陽性コントロールの膨疹の

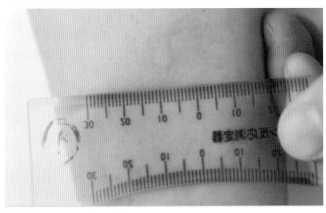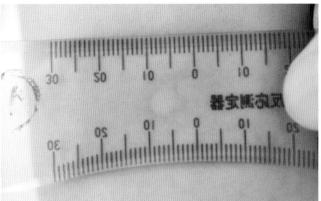

図6 プリックテストの判定

半分以上の反応を陽性と判定する.

●陰性対照液によって誘発された膨疹径より少なくとも3mm大きい膨疹が誘発された食物アレルゲンを陽性と判定する.

●判定には主に膨疹を用いるが,小児もしくは試薬によっては膨疹が誘発されず,紅斑のみが誘発される場合もある.その場合は紅斑径により判定する.

対照液である陽性コントロール(ヒスタミン2塩酸塩10mg/mL),陰性コントロール(生理食塩水)を用いる場合は,以下のスコアを利用することも可能である.

●陽性コントロールの膨疹の2倍 ………………………… 4＋

●陽性コントロールと同等の膨疹 ………………………… 3＋

●陽性コントロールの2分の1の膨疹 ………………… 2＋

●2分の1より小さく,
　　陰性コントロールより大きい膨疹 ………………… 1＋

●陰性コントロールと同等 ………………………………（－）

陽性コントロールの膨疹径の半分以上,つまり,スコアが2＋以上を陽性と評価する.

陰性コントロールが陽性反応を呈していたり,すべてのプリックテスト部位が陽性に反応している場合は機械性蕁麻疹の可能性やアレルゲン抽出液中に不純物,汚染物質,および非特異的な肥満細胞活性化物質が含まれている可能性を考える必要がある.そのほか,プリック針を強く刺し過ぎている場合も偽陽性を呈するので注意が必要である.一方,陽性コントロールが陰性もしくは反応が弱い場合は,ヒスタミンの効果を阻害する薬物もしくは経口ステロイド薬を摂取し偽陰性を呈している可能性を考える.

臨床症状を有し,プリックテストで陽性反応が得られた場合をIgE抗体を介した即時型アレルギーと判断する.臨床症状を有するが,プリックテストが陰性の場合は,試薬の調整方法を再考したり,血清学的なより詳細な検討(in vitro tests)もしくは経口負荷試験を実施する.

4. PFASの生活指導

多くの食物は60℃から100℃の加熱により完全にIgE結合能は失活するため,加熱調理すると摂取が可能になり,缶詰やケチャップなどの加工製品や調理品も摂取できることが多い.カバノキ科花粉感作による豆乳アレルギー(Gly m 4)患者においては豆乳やもやしによりアナフィラキシーショックを誘発する可能性があるため,それらの食材は避けるよう指示する必要がある.一方,それらの患者は味噌や醤油は摂取可能であり,豆腐も種類によっては摂取可能である.

また,ヨモギ花粉症に合併するスパイスアレルギーでもアナフィラキシーに至ることもまれではないため,注意喚起をしておく必要がある.豆乳やスパイス摂取後にアナフィラキシーが誘発された症例にはアナフィラキシー補助治療薬であるアドレナリン自己注射薬を処方する.

5. 症例提示

症例1：30代女性

〔合併症〕花粉症(27歳以降,1月下旬～6月の間),

非特異 IgE 抗体	131
	(～ 173 IU/mL)
特異 IgE 抗体（CAP FEIA）	(U_A/mL)
ハウスダスト	1.17
ヤケヒョウヒダニ	1.27
シラカンバ	12.4
ハンノキ	11.7
スギ	6.37
ヨモギ	1.06
ハルガヤ	0
カモガヤ	0.42
ブタクサ	0.47
オオアワガエリ	0.37
ダイズ	0
リンゴ	0.51
ラテックス	0
Gly m 4	9.3

プリックテスト（score）	非加熱	加熱		
		30 分	1 時間	2 時間
市販豆乳（濃縮）	4	3	2	紅斑のみ
市販豆乳（調製）	4	3	2	紅斑のみ
市販豆乳（無調製）	4	1	1	紅斑のみ

プリックテスト（score）	非加熱	加熱 15 分
豆腐汁（絹ごし）	2	3
豆腐汁（木綿）	3	3
豆腐（絹ごし）	4	3
豆腐（木綿）	3	2
もやし	4	4
枝豆	0	0
味噌	0	0

プリックテスト（score）（Biomay）		（鳥居薬品）	
rBet v 1	3	ヨモギ	4
rBet v 2	0	ブタクサ	1
Art vla - GAM	4	カモガヤ	3
rHev b 6.02	0	スギ	3
rHev b 8	0		

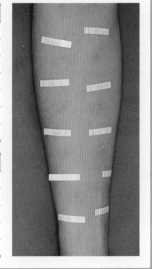

図7 症例提示：検査結果
陰性コントロール（生理食塩水）0×0 mm, 陽性コントロール（2塩酸ヒスタミン）3×3 mm

アトピー性皮膚炎

〔既往歴〕小児期に食物アレルギー，アトピー性皮膚炎，花粉症歴なし

〔現病歴〕20代，転居に伴い花粉症を発症した。そのころから多種類の食物を摂取すると口腔内のイガイガ感や咽喉に痒みを生じるようになった。また，豆乳を飲んだ後に全身蕁麻疹や意識消失が誘発された．

リンゴ，キウイ，ナシ，スイカ，モモ，メロン，パイナップル，トマト，イチゴの摂取により口腔内や咽喉に症状が誘発され，豆乳により全身蕁麻疹・意識消失を生じ，さらに，豆腐の入った水と手指の接触により痒みを自覚していた．

血液検査やプリックテストの結果，花粉抗原としてはシラカンバやハンノキ，食物としては果物や豆乳におけるGly m 4（Bet v 1ホモログ）による花粉-食物アレルギー症候群と診断した（図7，図8）．

患者はその後，症状が誘発される食材や豆乳を避けることで問題なく生活ができている．

おわりに

本稿では，口腔アレルギー症候群，PFASについて概説した．蛋白質（抗原）解析の技術の進歩により，PFASに限らず食物アレルギー領域では現在もさまざまな物質が新規の抗原として同定され，以前は誘引不明とされてきた食物アレルギーを明らかにできるようになってきた．それらの抗原や発症機序に精通し，野菜や果物過敏症患者に対し適切な検査を実施し，確定診断をすることで患者のQOLが目に見えて向上することが期待できる．

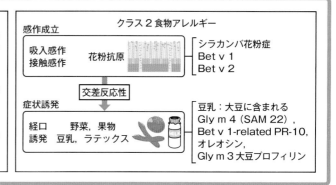

●花粉と食物との交差反応に起因するクラス２食物アレルギーである花粉-食物アレルギー症候群（PFAS）は，口腔内の痒みから，アナフィラキシーショックまでさまざまな症状を誘発する．

●近年本邦では，PFAS のなかでも「豆乳による PFAS」の報告が増えている．

●"豆乳による PFAS" の原因抗原としては，Gly m 4（Bet v 1 ホモログ）（17 kDa），オレオシン（23 kDa）などが報告されている．

図8 症例提示：豆乳による花粉-食物アレルギー症候群

参考・引用文献

1) Amlot PL, Kemeny DM, Zachary C, *et al*.: Oral allergy syndrome (OAS): symptoms of IgE-mediated hypersensitivity to foods. *Clin Allergy*, 17: 33-42, 1987.

2) Ortolani C, Ispano M, Pastorello E, *et al*.: The oral allergy syndrome. *Ann Allergy*, 61: 47-52, 1988.

3) 矢上　健：OASに関与する交差反応性抗原の特徴．医学のあゆみ，209：143-146，2004.

4) Yagami A, Inaba Y, Kuno Y, *et al*.: Two cases of pollen-food allergy syndrome to soy milk diagnosed by skin prick test, specific serum immunoglobulin E and microarray analysis. *J Dermatol*, 36: 50-55, 2009.

5) Yagami A, Nakazawa Y, Suzuki K, *et al*.: Curry spice allergy associated with pollen-food allergy syndrome and latex fruit-syndrome. *J Dermatol*, 36: 45-49, 2009.

6) van Loon LC, & van Strien EA: The families of pathogenesis-related proteins, their activities, and comparative analysis of PR-1 type proteins. *Physiol Mol Plant Pathol*, 55: 85-97, 1999.

7) Kazemi-Shirazi L, Pauli G, Purohit A, *et al*.: Quantitative IgE inhibition experiments with purified recombinant allergens indicate pollen-derived allergens as the sensitizing agents responsible for many forms of plant food allergy. *J Allergy Clin Immunol*, 105: 116-125, 2000.

8) Díez-Gómez ML, Quirce S, Cuevas M, *et al*.: Fruit-pollen-latex cross-reactivity: implication of profilin (Bet v 2). *Allergy*, 54: 951-961, 1999.

9) Pauli G, Bessot JC, Dietemann-Molard A, *et al*.: Celery sensitivity: clinical and immunological correlations with pollen allergy. *Clin Allergy*, 15: 273-279, 1985.

10) Ortolani C, Ispano M, Pastorello E, *et al*.: The oral allergy syndrome. *Ann Allergy*, 61: 47-52, 1988.

11) 朝倉光司・本間　朝・山崎徳和ほか：口腔内アレルギー症候群と各種花粉感作，特にヨモギ花粉感作との関連性．アレルギー，55：1321-1326，2006.

12) 原田　晋・松永亜紀子，宮地里江子ほか：症例 Art v 1の関与が疑われたセリ科スパイスアレルギーの1例．皮膚科の臨床，51：

1127-1130，2009.

13) 足立厚子・森山達哉・下浦真一ほか：カレースパイスおよびライチによる口腔アレルギー症候群からアナフィラキシーショックに至った1例．日皮会誌，116：2212-2217，2006.

14) 武藤美香・高田　実：ヨモギ花粉症に合併したライチ，野菜，スパイスによる Oral Allergy Syndrome(the celery-carrot-mugwort-spice syndrome)の1例．日皮会誌，116：349，2006.

15) 石澤俊幸・林　昌浩：ヨモギ花粉症に合併したカモミールによる Oral Allergy Syndrome の1例．皮膚科の臨床，7：1102-1103，2004.

16) Yagami A, Nakazawa Y, Suzuki K, *et al*.: Curry spice allergy associated with pollen-food allergy syndrome and latex fruit-syndrome. *J Dermatol*, 36: 45-49, 2009.

17) Blanco C: Latex-fruit syndrome. *Curr Allergy Asthma Rep*, 3: 47-53, 2003.

18) Rihs HP, Dumont B, Rozynek P, *et al*.: Molecular cloning, purification, and IgE-binding of a recombinant class I chitinase from Hevea brasiliensis leaves (rHev b 11.0102). *Allergy*, 58: 246-251, 2003.

19) Richard C, Leduc V, Battais F, *et al*.: Plant lipid transfer proteins (LTPS): biochemical aspect in panallergen--structural and functional features, and allergenicity. *Eur Ann Allergy Clin Immunol*, 39: 76-84, 2007.

20) Yagami A: Anaphylaxis to lipid transfer protein from sunflower seeds. *Allergy*, 65: 1340-1341, 2010.

21) Beezhold DH, Hickey VL, Kostyal DA, *et al*.: Lipid transfer protein from Hevea brasiliensis (Hev b 12), a cross-reactive latex protein. *Ann Allergy Asthma Immunol*, 90: 439-445, 2003.

22) 一般社団法人日本アレルギー学会「皮膚テストの手引き」作成委員会：皮膚テストの手引き．共和企画，2021.

23) 鳥居薬品医療関係者向けサイト：Torii Medical Plaza. https://www.torii.co.jp/iyakuDB/（2022年12月閲覧）

24) Bégin P, Des Roches A, Nguyen M, *et al*.: Freezing does not alter antigenic properties of fresh fruits for skin testing in patients with birch tree pollen-induced oral allergy syndrome. *J Allergy Clin Immunol*, 127: 1624-1626, 2011.

25) Ansotegui IJ, Melioli G, Canonica GW, *et al.*: IgE allergy diagnostics and other relevant tests in allergy, a World Allergy Organization position paper. *World Allergy Organ J*, 13: 100080, 2020.

26) Johansen JD, Frosch PJ, Lepoittevin J-P, *et al.*: Contact Dermatitis, 6th ed. Springer, 2021.

27) Sampson HA: Food allergy. Part 2: diagnosis and management. *J Allergy Clin Immunol*, 103: 981-989, 1999.

Profile

矢上晶子（やがみ あきこ）

藤田医科大学 ばんたね病院 総合アレルギー科 教授

1996年 藤田保健衛生大学 医学部 卒業，同 皮膚科学教室 入局（研修医）．2007年 国立成育医療センター研究所 免疫アレルギー研究部へ国内留学（斎藤博久部長）．2016年 藤田保健衛生大学 医学部 皮膚科学講座 臨床教授，2017年 同大学 医学部 総合アレルギー科 教授を経て，現職.

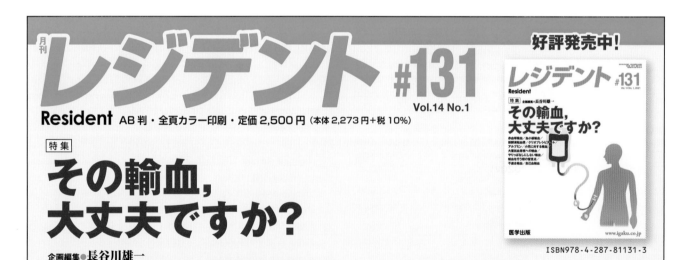

特集

レジデントが知っておくべき
敗血症診療の
ポイント&ピットフォール

企画編集●小倉裕司

特集にあたって

　敗血症はあらゆる年齢層が罹患する重篤な疾患であり，今なお世界の死亡率は 20％を超えています．救急外来において，レジデント・若手医師の方々も感染源の異なるさまざまな敗血症に遭遇するため，それぞれの患者に対し適切に対応する能力が求められます．なかには，一見軽症そうに見えて致死的となる敗血症やショックからの離脱に難渋する重症例もあり，診断・治療に至る適正なプロセスが極めて重要です．

　本特集では，2021 年に出版された『日本版敗血症診療ガイドライン（J-SSCG）2020』，国際版の"Surviving Sepsis Campaign Guideline 2021" の内容も含め，敗血症診断，感染源コントロール，抗菌薬治療，初期循環管理・ステロイド療法，呼吸管理，栄養管理，血液浄化療法，DIC 診療，PICS 診療・リハビリ，患者・家族ケア，さらに J-SSCG2020 診療バンドルのポイントなどをいずれも各領域の第一人者の先生方に分かりやすく解説いただきます．執筆にあたり，各領域において若手医師が知っておくべき敗血症診療のポイントとピットフォール，実際の症例における診療のコツや工夫，最新トピックスなどをご紹介いただきます．

　本特集の内容が，敗血症診療を多面的にサポートし，より適切かつ迅速な診断・治療や効果的な多職種チーム医療につながることを心から願っています．

小倉裕司（大阪大学医学部附属病院 高度救命救急センター）

定期購読のご案内

12 冊　29,800 円（10% 税込）（送料無料）
※月刊誌・毎月 10 日発売（年間 12 冊）
定価 2,500 円（本体 2,273 円＋税 10%）/ 冊・
AB 判・全頁カラー印刷
定期購読をご希望の際は，「バックナンバー・定期購入のご案内」ページをご参照ください．
お問い合わせ：03-3813-8225（販売部）
E-mail：net@igaku.co.jp

お知らせ大募集！

学会・セミナー・研究会やイベントなどの告知を
「レジデント」に掲載してみませんか？
◎お申し込み・お問い合わせ
〒 113-0033　東京都文京区本郷 2-27-18
医学出版 「レジデント」編集部
☎ 03-3813-8888　FAX：03-3813-8224
●掲載は無料です．
●誌面の都合により，表記など一部内容の変更をさせていただく場合がありますので，あらかじめご了承ください．

編集後記

　この号を編集中，日本気象協会から 2023 年「春の花粉飛散予測」の第 2 報が発表されました．それによると，来年，私が住んでいる関東甲信越地方では花粉飛散量がかなり多くなるようです．花粉症持ちの私にとって，非常に憂鬱にさせるニュースでした．

　さて，今回の特集のテーマは「アレルギー」です．アレルギーは医療従事者でない私にとっても身近な存在であるため，編集作業を行いつつ，各章を興味深く拝読させていただきました．本特集が医療従事者の方々の診療の役に立っていただけたなら，『レジデント』編集として幸甚でございます．（A）

ご意見・ご感想をお寄せください

レジデントはいかがでしたか？ 皆さんのご意見・ご感想をぜひお聞かせください．
E-mail：net@igaku.co.jp

レジデント
Resident

Vol.16 No.1 ［通巻 138 号］　ISBN978-4-287-81138-2
2023 年 1 月 1 日発行

編集発行人　村越勝弘
発行所　　株式会社 医学出版
〒 113-0033 東京都文京区本郷 2 丁目 27-18
☎　03-3813-8888（代表）
FAX 03-3813-8224（編集部）
E-mail net@igaku.co.jp

広告申込　☎ 03-3813-8225（営業部）

医学出版　www.igaku.co.jp

今までになかった糖尿病に特化した月刊専門誌

月刊糖尿病®

毎月20日発売！

全頁カラー印刷

A4 変形判　定価：4,400 円（本体 4,000 円＋税 10%）

定期購読料：49,800 円（税込・通常号12 冊・送料無料）

※本体価格は，通巻 129 号より 4,400 円（本体 4,000 円＋税 10%）に改定いたしました.
※年間定期購読は通巻 129 号以降より承っております.

医学出版
113-0033 東京都文京区本郷2-27-18
【販売部】☎03-3813-8225　FAX 03-3818-7888

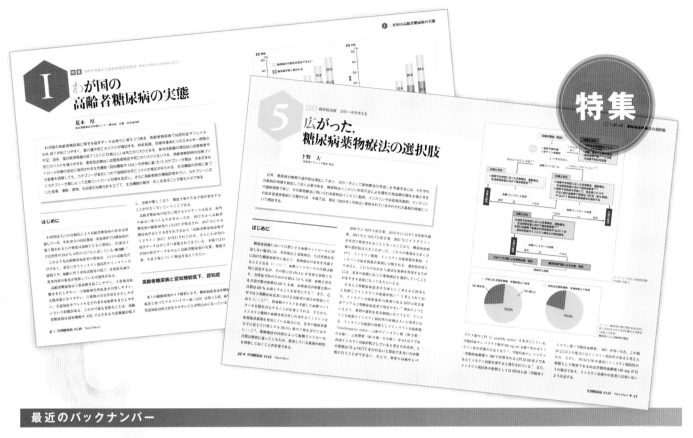

レジデント

バックナンバー・
定期購入のご案内

AB判　全頁カラー印刷

定価 2,200 円（本体 2,000 円＋税 10%）
～ 18 年 10 月号

定価 2,500 円（本体 2,273 円＋税 10%）
19 年 12 月～

定期購読料　29,800 円
（10% 税込・12 冊・送料無料）

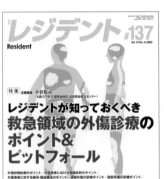

137 号
Vol.15 No.4

●特集
レジデントが知っておくべき
救急領域の外傷診療の
ポイント＆ピットフォール
編集／小倉裕司

22 年 12 月 1 日発売
ISBN978-4-287-81137-5

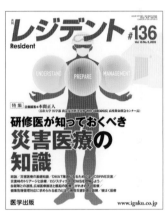

136 号
Vol.15 No.3

●特集
研修医が知っておくべき
災害医療の知識
編集／本間正人

22 年 11 月 1 日発売
ISBN978-4-287-81136-8

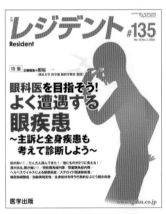

135 号
Vol.15 No.2

●特集
眼科医を目指そう！
よく遭遇する眼疾患
～主訴と全身疾患も考えて
　診断しよう～
編集／相原　一

22 年 9 月 1 日発売
ISBN978-4-287-81135-1

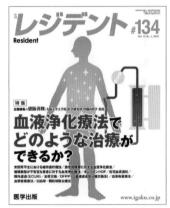

134 号
Vol.15 No.1

●特集
血液浄化療法で
どのような治療ができるか？
編集／猪阪善隆

22 年 7 月 28 日発売
ISBN978-4-287-81134-4

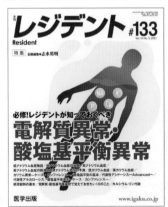

133 号
Vol.14 No.3

●特集
必修！
レジデントが
知っておくべき
電解質異常・
酸塩基平衡異常
編集／志水英明

21 年 12 月 10 日発売
ISBN978-4-287-81133-7

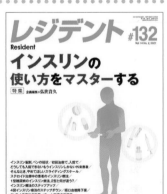

132 号
Vol.14 No.2

●特集
インスリンの
使い方をマスターする
編集／弘世貴久

21 年 6 月 20 日発売
ISBN978-4-287-81132-0